치매 노인은 무엇을 보고 있는가

CHIHOROJIN WA NANI WO MITEIRUKA by Gen Ohi
Copyright ⓒ 2008 by Gen Ohi

All rights reserved.
Original Japanese edition published by SHINCHOSHA Publishing., Ltd,

- Korean translation rights arranged with SHINCHOSHA Publishing., Ltd,
  through Eric Yang Agency Co., Seoul.
- Korean translation rights ⓒ 2013 by YOON PUBLISHING COMPANY

- 이 책의 한국어판 저작권은 에릭양 에이전시를 통한 SHINCHOSHA와의 독점계약으로
  윤출판이 소유합니다.
- 저작권법에 의하여 한국 내에서 보호를 받는 저작물이므로 무단전재와 복제를 금합니다.

치매 노인은
무엇을 보고 있는가

: 말기 환자를 돌보는 의사의 임상 보고와
그 너머의 이야기

오이 겐 지음
안상현 옮김

윤출판

차례

	시작하며	··· 9
제1장 **나와 인지증**	왜 두려워할까?	··· 15
	노망과 치매	··· 19
	사쿠다이라에서의 왕진	··· 21
	우울증에 걸리다	··· 24
	'죄송함'과 치유	··· 27
	정신증상과 인간관계	··· 29
제2장 **'치매'와 문화 차이**	이질적인 것에 '라벨 붙이기'	··· 39
	오키나와의 '순수치매'	··· 42
	치매에 대한 사회적 오해	··· 45
	'일수사견'과 문화 차이	··· 50
	'살려지다'와 '살려지고 있을 뿐'	··· 53
	미국인에게 자립성 소실이란	··· 58

제3장 **마음을 여는** **커뮤니케이션**	개코원숭이의 평화 사회	⋯ 65
	가짜 대화와 친숙한 동료	⋯ 68
	'이해하는 것'은 어려운 일이 아니다	⋯ 70
	미소는 왜 중요한가	⋯ 72
	부시의 '치매 노인' 같은 반응	⋯ 74
	개인사를 묻는다	⋯ 77
	몸의 위치와 높임말	⋯ 81
	상대방 세계의 비밀번호	⋯ 83
제4장 **허구로 만든** **세계에 살다**	그들의 세계	⋯ 91
	환경과 환경세계	⋯ 92
	보고 싶은 것을 본다	⋯ 95
	말로 세계를 형성한다	⋯ 97
	최소 고통의 원칙	⋯ 100
	'믿어버림'을 받쳐주는 심층의식	⋯ 101
	생각이 낳은 허구 현실	⋯ 105
	현실을 구성하는 경험	⋯ 107
	현실은 '사물'이 아니라 '의미'	⋯ 113
	밖을 향하는 허구 세계	⋯ 116

제5장	두 개의 '나'	⋯ 123
'나'란 무엇인가	《Me》와 'Mine'	⋯ 125
	《나》와 눈앞의 이익	⋯ 126
	암환자와 무상을 깨달음	⋯ 129
	'나'를 통합하다	⋯ 133
	자기란 기억이다	⋯ 135
	'연결'에 대한 정동	⋯ 136
	거미줄의 불안	⋯ 139
	마음을 터놓은 '나'	⋯ 141
제6장	상대방 수만큼 인격이 있다	⋯ 147
'나'의 인격	24명의 빌리 밀리건	⋯ 149
	사회병리를 반영하는 다중인격	⋯ 153
	살기 위한 언어게임	⋯ 154
	회춘 현상	⋯ 158
	살기 좋았던 과거로	⋯ 161
	폭류(暴流) 같은 에너지	⋯ 164
	생명이 나를 살게 한다	⋯ 166
	실체적 자아는 존재하지 않는다	⋯ 169

제7장
질환을 만드는
현대 사회

생명과 나이의 함수	⋯ 175
길게 늘어진 회색 지대	⋯ 178
잘 연결됨	⋯ 179
질환의 증식	⋯ 181
고통을 질환화하다	⋯ 183
자유와 불안	⋯ 186
언어 습득의 심리 단계	⋯ 188
일본 특유의 히키코모리	⋯ 192
실신할 정도의 무력감	⋯ 196
나 vs. 세계	⋯ 198
자립과 '연결된 자기'	⋯ 199
응석 부리는 이유	⋯ 201
생존전략의 대전환 속에서	⋯ 204
쉽게 화내는 이유	⋯ 207
자립사회의 신음	⋯ 209

최종장
'연결된 자기'의
세계로

연결의 심성	⋯ 217
반전수수법의 정신	⋯ 220
에도의 순환형 사회	⋯ 223
권력과 개인적 자유	⋯ 225
마음과 사심	⋯ 226
자기 비하와 선조의 지혜	⋯ 229
역자 후기	⋯ 233

시작하며

어느덧 '세상과 연결되어 산다는 것이 쉽지 않다.'는 생각을 하게 되었습니다.

저는 인생의 끝을 향해 가고 있는 사람들을 진료하고 있습니다. 제 환자 중에는 인지능력이 저하된 분들이 많습니다. 사실 저부터 인지능력의 핵심인 기억력이 나빠지는 것을 통감하고 있습니다.

당연한 말이지만, 내가 주위 세계와 연결되기 위해서는 본 것, 들은 것, 말한 것을 기억하고, 여기가 어디인지, 지금이 몇 시인지 등을 알고 있어야 합니다. 이런 연결의 상실이 인지증 환자에게 '불안'이라는 근원적 정동(情動: 희로애락과 같이 일시적으로 급격히 일어나는 감정-역주)을 일으킵니다. 분노나 망상은 나의 존재를 위협하는 '불안'이 형태를 달리한 것입니다. 엄밀히 말하면 인지증이 있는 사람들은 우리가 '세계'라고 믿는 세계와 연결되어 있지 않지만, 각자의 세계를 자신의 기억에 따라 창조하고, 거기서 의미와 조화를 찾는 경우도 많습니다.

 그뿐만 아니라 인지능력이 저하되지 않았다고 자부하는 우리 역시, 자신이 연결되어 있다고 믿는 세계는 각자에게 다른 의미와 모습을 보여주고 있습니다. 백 명의 아이에게 '꽃' 그림을 그리라고 하면, 백 명이 각기 다른 그림을 그린다는 것에서도 이를 짐작할 수 있습니다.

 세계는 동일한 것인데 내가 연결된 세계가 다르다고 한다면, '나'란 무엇일까?'라는 의문이 생겨납니다. 젊고 건강해서 능력 있던 시절의 '나'는 건강, 이성, 미래의 가능성 등에 연결의 가치가 있다고 믿었습니다. 그러나 현재 진행암에 걸려 있는 또 다른 '나'는 가족과 친구 등을 통해 세계와 연결을 찾고 있습니다. 신기하게도 '나'라는 존재가 느끼는 '생명·생존·삶의 질(Quality of Life)'은 건강한 사람과 마찬가지로 높습니다. 현실에서는 불치의 병을 앓고 있지만, 우리는 '건강'하다고 생각할 수도 있고, 그렇게 세계와 연결을 유지할 수 있습니다.

 세계와 튼튼한 연결을 구축하기 위해서는 사건을 기억하는 능력이 반드시 필요합니다. 인생의 종점에 다다를수록 그런 능력을 잃은 사람이 늘어나는 것은 탄생·성장·노화·죽음이라는 모든 생물이 거치는 과정이니까 당연하다고 할 수 있습니다. 하지만 현재 일본에서는 기억력은 좋은데 세계와의 연결에 실패를 경험하고 있는 젊은이가 '히키코모리'라는 이름으로 증가하고 있습니다. 저는 그 원인을 일본인이 대대로 계승해온 '연결적 생존전략'을 포기한 것에서 찾고 있습니다. 왜냐하면, 현재 아이들이 경쟁 사회에 내쳐져 자립형 인간이 되라는 말을 듣고 있는데, 거기에는 보기보다 훨씬 심각한 심리적 다이너미즘(dynamism)이 작용하고 있기 때문입니다. 이는 '내가 다른 사람과 연결되어 존재하는 것인지, 그렇지 않으면 원자처럼 뿔뿔이 흩어져 존재하는 것인지'라는 심층심리에서 인식 수정을 강요당하는 것입니다. 스스로 의식하지 못하는 혼란 속에서 아이들은 갈 길을 잃고, 세계와의 연결도 잃어버린 것 같습니다.

이 책은 오카노 모리야 씨가 주관하는 교육심리연구소의 기관지「삼그라하(Samgraha)」에 연재했던 '치매 노인과 함께'를 수정하고 정리한 것입니다. 원래는 오카노 씨에게 이전에 출판한『치매의 철학』을 더 쉽게 써달라고 부탁 받았습니다. 그래서 겹치는 항목이 몇 개 있는데, 먼저 집필한 책과는 다른 관점으로 집필했습니다.

또한, '치매'가 '인지증'으로 바뀌기 전부터 연재를 해왔고, '인지증'이 용어로서 극히 불완전하다고 생각하므로 필요한 경우 '치매'라는 용어를 사용했습니다. 사실 '치매'라는 용어를 사용한 가장 큰 이유는, 우리는 정도의 차이만 있을 뿐 모두 '치매'이기 때문입니다.

제1장

나와 인지증

왜 두려워할까?

나이 탓인지 건망증이 심해졌다고 느낄 무렵, 자리에 있어야 할 물건이 보이지 않고, 없어야 할 물건이 느닷없이 나타났다. 이렇게 되면 마음이 소란스럽기 시작한다. 게다가 분명히 했다고 생각한 일인데 아직 하지 않았다는 말을 듣거나, 그 반대의 경우를 겪게 되면 지금까지 나를 지탱하던 자신감이 흔들리고, '치매'나 '인지증'이란 단어가 신경 쓰이게 된다.

어느 유명한 정신과 의사는 인지증의 하나인 알츠하이머병에 대해 다음과 같이 설명했다.

알츠하이머병은 치료가 어려운 질환이다. 처음에는 건망증이 심해지고, 다음에는 장소에 대한 지남력(指南力: 시간, 장소, 사람 등을 인식하는 능력―역주)이 떨어져 실수를 저지른다. 마지막에는 가족의 얼굴도 알아보지 못하고, 더 심해지면 식물인간 상태가 된다(일본존엄사협회 회보).

이런 종류의 정보는 인지능력이 저하된 노인과 만난 경험이 없는 사람에게도 인지증이 무서운 '질환'이라는 인식을 심어준다. 1995년 일본존엄사협회는 회원 3,500명을 대상으로 설문조사를 했다. "노인성 치매에 걸리면 존엄사 선언서(living will, 생전 유서)에 연명치료를 받지 않겠다는 뜻을 명기할 것인가?"라는 질문이었다. '존엄사' 선언이란 '비참한 상태'로 생명만 연장하는 것을 거부한다는 의사표시이다.

그 옛날 사무라이가 할복할 때 칼로 배를 찔러 죽음을 맞이하게 되는데, 고통의 시간을 줄이기 위해 '가이샤쿠닝'이 목을 쳐주었다. 그렇게까지 적극적으로 생명을 단축하지는 않더라도, 비참한 상태로 생명만 연장하는 연명치료는 받고 싶지 않다. 이것이 회원 대부분의 의견이었다.

연하곤란(삼킴 장애) 때문에 입으로 음식을 먹을 수 없게 되면, 비위관(코를 통해 위장으로 삽입한 관-역주)을 통해 유동식을 공급하거나, 중심정맥관을 통해 직접 공급하거나, 심지어 상복부에 구멍을 내어 위장으로 액상 음식을 공급할 수도 있다. 이런 상황을 고려해보면 회원들의 생각을 충분히 이해할 수 있다.

설문조사 응답자는 약 2,300명(전체 발송 건수의 65%)이었는데, "선언서에 노인성 치매를 명기할 것"이라 응답한 사람은 85%에 달했다. 그중 "노인성 치매의 정도가 어떻든 연명치료를 거부한다."는 사람이 57%였다. 연명을 거부하는 이유는 "가족과 주변 사람에게 폐를 끼치고 싶지 않다."가 압도적이었다. 특히 치매 간호 경험이 있는 사람에서 많았다.

이 조사 결과는 다음 세 가지 관점에서 인상적이다.

첫째, 인지증을 연명을 위해 노력할 가치가 없는 '비참한 상태'라고 생각하는 이유로 '폐를 끼치기 때문'이라는 응답이 압도적으로 많았다. 서구사회 특히 미국의 문헌을 보면, 인지증을 두려워하는 이유는 한결같이 '나의 독립성(independence), 자립성(autonomy)을 잃어버리기 때문'이었다. (독립성과 자립성은 심리적으로 통상 구분하기 어려운 기능이므로, 이후 '자립성'이라는 단어로 통일한다.) '자립성을 잃는다.'는 표현은 '자기'에 관심이 쏠려 있고, '폐를 끼친다.'는 주변 인간관계에 시선을 두고 있다. 이 심리적 차이는 각 문화에서 통용되는 자기관(인간관)과 이어지는데, 뒤에 자세히 살펴보겠다.

둘째, 인지증이란 상태에 대해 상당히 성급한 이해를 하고 있다. '인지증은 명백한 질환이고, 명확히 진단할 수 있다.'라는 단정이다. 인지증이 질환인지 아닌지는 나중에 논하도록 하고, 인지증을 명확히 진단할 수 있을까?

데이비드 솅크(David Shenk)의 말에 따르면, 미국 의사들은 70년대 중반 알츠하이머병을 '질환'으로 인식하기 시작했고, 대중은 이에 민감하게 반응했다. 그 때문에 알츠하이머병 증례는 50만에서 현재 500만으로 폭발적으로 증가했다 (65세의 1%, 85세 이상의 약 절반이 '인지증'에 해당). 미국의 정신과 교과

서에는 65세 이상의 5%가 중증 인지증, 15%가 가벼운 인지증을 앓는다고 써 있고, 최근 진단받은 상당수가 알츠하이머병의 극히 초기 단계라고 한다.

그런데 만성질환인 알츠하이머병이 폭발적으로 증가했다는 것은 이상한 이야기이다. 사회 정세는 큰 변화가 없는데, 겨우 20~30년 만에 열 배나 증가할 수 있는 '질환'은 사람에서 사람으로 전파되는 에이즈 같은 감염질환밖에 없다.

옛날에도 '노망 노인'과 같이 알츠하이머병에 해당하는 상태가 존재했다. 알츠하이머병은 약 1세기 전 이미 진단되었던 '질환'인데, 새롭게 관심을 끌고 사람들이 걱정하기 시작하자 단숨에 '증가'해버린 것이다. 알츠하이머병이란 질환은 실체로서 독립적으로 존재하는 것은 아니다. 오히려 '관심'과 '걱정'의 근저에 깔린 공포가 옛 모습 그대로인 대상에 '질환'이라는 별칭을 덧붙인 것이다.

의학 연구자들은 일단 '이상'이나 '질환'이 발생하면, 그 시작이 어디인지 정상과 이상의 경계를 찾는 데 상당한 열의를 쏟아 붓는다. '경도 인지증(mild cognitive impairment: MCI)'이라는 인지증 초기 상태가 있다고 한다. MCI로 판정되면 시간이 경과하면서 알츠하이머병으로 이행할 확률이 높다고 생각해서 연구를 많이 하고 있다. 그러나 MCI는 정상 노화에 따른 인지능력 저하와 구별이 어렵고, 의사의 주관과 자의적 판단이 들어간다. 현재 많은 미국인이 정상인지 이상인지 분명치 않은 이 영역에서 괴로워하고 있는 듯하다.

요컨대 명확한 진단을 할 수 없는데도, 인지증의 '정도가 어떻든 연명치료를 거부한다.'라고 존엄사 선언에 명기하는 것은 성급하게 이해한 탓이다. '정도가 어떻든'이라는 조건이라면, 가벼운 인지능력 저하가 있지만 충분히 생활을 즐길 수 있는 사람도 연명치료 대상에 들지 못하게 된다.

끝으로, 설문조사 결과에서 심층의식에 존재하는 강한 공포를 엿볼 수 있다. 그것은 자연스러운 노화과정조차 '인지증'이라고 옭아매는 충동으로 변화할지도 모른다. 물론 노인이라도 무엇이 어디에 있는지, 어디에 쓰는 것인지 분별하는 쪽이 생활상 편리하고, 기억력 저하는 쉽게 불안을 일으킨다. 그러나 느긋하게 생활하는 전통적 문화가 남아 있는 베트남이나 태국 등의 지역에서는 이와 같은 강한 공포가 관찰되지 않는다.

그렇다면 공포는 무엇에 의해 강해지는 것일까? 나의 젊은 시절 이야기에서 실마리를 풀어보자.

노망과 치매

1979년 이른 봄 '노망 노인·와상 상태(臥床狀態, bed-ridden state) 노인'이라 불리는 사람들을 처음으로 만나게 되었다.

고령화에 따른 문제에 사회적 관심이 집중되기 시작할 무렵이었다.

당시 나는 동경대학교 의학부의 예방의학교실로 옮긴 지 얼마 되지 않았고, 의학부 졸업 후 16년 동안 무려 일곱 번이나 근무처와 직업을 바꾸면서 사회의 계단을 오르고자 악착같이 살고 있었다. 그중 절반은 미국에서 내과 임상의로 일했으므로 내 청춘은 미국에 있었다고 생각할 만큼 동화되어 있었다. 미국이라는 경쟁사회에서 배양된, 때때로 대립도 마다치 않는 자존적 태도 때문에 의외의 형태로 보복을 당한 경우도 있었다.

인지증 환자와의 만남은 나가노 현 사쿠 시에서 '노망 노인·와상상태 노인'을 진료하는 사업에 참가하면서 시작됐다. 대학에서 수행한 '도쿄의 환경오염에 대한 연구'가 끝나 새로운 연구과제가 필요한 때였다. 위생학(생명을 지키기 위한 학문으로, 여기서 생명이란 개인과 사회 둘 다 포함하고 있다.)이라는 의학과 사회과학 양쪽 영역에 걸친 학문을 하는 사람으로서, 급속하게 고령화하는 사회가 직면한 이 문제는 알맞은 과제라고 생각했다.

당시 일반적으로 사용하던 '노망 노인'과 '치매 노인', 동의어로도 볼 수 있는 두 용어의 차이를 설명하겠다. '노망 노인'은 언동(言動)이 주위의 기대에 맞지 않을 때 사용되는데, 간혹 인지능력 저하가 없는 경우도 있다.

도쿄 스기나미 구의 개원의들에게 '노망 노인'과 '정상 노인'을 선별해달라고 부탁해서 지능 저하도를 조사했다. 그 결과 '노망 노인'의 약 20%는 정상이거나 가벼운 지능저하가 있을 뿐, 대부분은 '우울증'으로 보였다. 반대로 '정상 노인'의 10% 가까이에서 중등도~중증 지능저하가 관찰되었다.

결국 '노망 노인'은 노인 자신의 문제라기보다 주변 사람과의 관계에 따르는 경우가 많은 듯하다. 거친 인간관계 속에서는 '노망 노인'이 일찍 나타나지만, 따뜻하고 관용적인 인간관계에서는 지능이 상당히 저하되더라도 '노망'으로 인지하기 어려운 경우가 많다.

한편, '치매'는 당시로서는 불완전하지만 뇌 CT 소견과 지능검사 결과를 통해 진단하는 의학용어였다(이 책에서는 원칙적으로 '인지증'을 사용하지만, 역사적 문맥이나 형용사적으로 쓸 때는 '치매'를 사용했다).

사쿠다이라에서의 왕진

사쿠다이라는 아사마 산 기슭의 분지이고 지쿠마 강 양쪽으로 논이 펼쳐져 있다. 표고 약 600미터의 매우 추운 지역으로 겨울에는 영하 20도까지 기온이 내려가는 날도 있어, 뇌졸중(뇌출혈과 뇌경색) 발생률이 전국 최고 수준으로 높고 와

상상태나 인지증 증례도 많았다. 인지증이란 뇌 조직의 변성이나 혈관장애로 인한 손상으로 뇌 기능이 저하되어 생활에 지장을 받는 상태이다. 지금은 알츠하이머병 등 뇌 조직 변성이 주된 요인이지만, 당시 사쿠 시에서는 혈관성 치매가 많았다.

뇌혈관 장애의 주원인은 고혈압이었고, 짜게 먹는 것이 그 원인이다. 사쿠시립 아사마 종합병원장 요시자와 구니오는 염분 섭취 제한, 겨울철 실내온도 높게 유지, 동물성 단백질을 늘리는 식사 등 세 가지 생활개선 목표를 내걸고 뇌졸중 예방에 힘썼다. 현재 사쿠 시 남성은 일본에서 제일 장수하고 있는데, 요시자와가 가장 큰 공헌을 했다고 할 수 있다. '노망 노인·와상상태 노인'의 왕진은 요시자와가 뇌졸중 후 회복이 늦어지는 사람을 위해 구상한 치료사업이었다.

사쿠 시에는 평지부터 산간까지 다양한 지역이 있어서, 어느 날은 널빤지 다리를 건너 논 옆의 집을, 어느 날은 시냇물 바로 옆의 곧 무너질 것 같은 집을 왕진하며 사계절의 자연을 만끽할 수 있었다.

왕진 대상자에 '노망 노인'이라고 올라온 단계라면, 대부분 가족관계가 긴장된 상태로 특히 고부갈등이 많았다. 잘 알려졌듯이 시어머니가 건망증이 심해지면 "며느리가 내 돈을 훔쳐갔다."며 소란을 피운다. 며느리는 시어머니가 심술을 부린다고 오해해서 남편에게 호소하고, 아들은 가운데 껴서 곤란해 하다가 결국 자신의 어머니가 변했다며 아내 편을 들게 된다. 이 와중에 손자들도 할머니에게서 멀어져 간다. 내가 왕진 갔을 때 할머니는 기운 없이 혼자 앉아 있었다.

물론 치료법 같은 것은 없었다. 나 자신이 인지증에 무지한 상태로 사업에 참여했기 때문에 그저 가족의 푸념을 들어주고, 노인이 싫어하지 않을 정도로 최대한 조심스럽게 진찰하는 것밖에 방법이 없었다. 어느 날 기모노를 입은 인지증 노인이 어스레한 작은 방에 오도카니 앉아 있는 모습이 너무도 가련해, 엉겁결에 그녀의 곁에 앉아 어깨를 감싸 주었다. 그러자 그녀의 눈에서 하염없이 굵은 눈물이 흘러내렸다. 그녀의 고독을 말로 위로한다는 것이 불가능하다는 사실을 외부인인 나도 이해할 수 있었다. 그 후에도 그녀와 같은 반응을 보이는 인지능력이 저하된 여성들을 만났고, 뒤틀린 인간관계의 최후를 보는 마음이 갈수록 심란해졌.

뇌혈관 장애로 편측 마비가 된데다가 언어기능까지 저하된 경우에는, 신체능력이 갑자기 소실된 것만으로도 환자는 강렬한 불안과 초조함을 느낀다. 이것은 지능저하 여부와 관계없다. 몇 개의 낡은 감사장, 쇼와 천황이 승마하는 사진 등이 장식된 어두운 방에서, 소변과 땀이 뒤섞인 퀴퀴한 냄새를 맡아가며 갈비뼈가 고스란히 드러난 가슴을 청진한다. 주름투성이의 복부를 촉진하고, 딱딱하게 굳어버린 무릎과 발목을 움직여보며 건반사를 확인한다. 이것이 그들에게 무슨 도움이 되겠느냐는 생각을 하면서…….

우울증에 걸리다

수차례 왕진을 다녀온 후 내가 반응성 우울증에 걸렸다는 것을 깨달았다. 돌아오는 길에 신에츠 선 고모로 역에서 전철에 올랐다. 편측 마비가 된 잠옷 차림의 할아버지와 쓸쓸히 앉아있던 인지증 할머니 등 그 날의 정경이 집요하게 뇌리를 파고든다.

효과적인 치료법이나 특효약이 없고, 마법처럼 깨끗하게 환부를 도려낼 수 있는 외과수술도 없다. 정성을 다해 말을 들어줄 뿐, 의료가 지금처럼 발전하지 못했던 그 옛날에 탕약을 달여주는 것밖에 할 수 있는 일이 없었던 의원과 별반 차이가 없었다.

'그것이 뭐가 나쁜가? 사람의 생사는 수명에 따라 정해진다. 옛날 의원은 자부심을 품고, 그 직무를 다했다.'라고 변명을 되풀이해보지만, 기분은 조금도 나아지지 않았다. 맥주와 위스키로 머리를 몽롱하게 만들고 푹 잠드는 것 말고는 방법이 없었다. 연구 주제를 발견했을 뿐 아니라 짭짤한 아르바이트비를 받았음에도 불구하고, 사쿠 시로 가는 길은 나에게는 점점 견디기 힘든 일이 되었다.

왕진사업에는 몇 명의 동료가 함께 참여했는데, 반응성 우울증을 경험한 사람은 신기하게도 나밖에 없었다. 다른 의사에게는 일어나지 않은 현상이므로 원인은 나 자신에게 있었다. 지금 돌이켜보면 그것은 '늙음' 즉, 쇠약해지는 과정을 직시하면서 생긴 견딜 수 없는 공포였다.

나이가 들면 지능과 신체능력 모두 저하된다. 사쿠 시에서 왕진했던 노인들에게서 엿볼 수 있었던 것은, 아직 마음을 열지 않은 다른 사람에게까지 의존하고, 그의 뜻에 따라야 하는 상태였다. 그것은 나에게 자립성 상실을 의미했다. 동시에 인격 즉, '자신' 또는 '나'라고 생각했던 의식의 통합이 붕괴하고, 비합리적이며 알 수 없는 세계를 헤매는 것이었다.

자립·자존은 강한 의지와 노력을 통해 달성되는데 거기에는 능력이 동반되어야 한다. 당시 나는 의학이라는 아카데미즘 세계에서 나의 길을 열고, 사회의 계단을 오를 능력이 있으며 또한 그럴 자격이 있다고 자만하고 있었다. 하지만 객관적으로 보면 대학 입시에서도, 의대 진학에서도 몇 번이나 미끄러졌고, 능력에 대해서는 내심 부끄러운 바가 있었다. 그러므로 '능력'의 소실에 남보다 더 민감했을지도 모른다.

그리고 다른 의사들과 가장 큰 차이는 내가 거의 8년 동안 미국에서 생활했다는 점이다. 겉보기에는 그들에 완전히 동화되어 가치관을 공유하고 그 사회의 '생존전략'을 몸에 익혔다. 심층의식을 통해 미국이라는 경쟁사회에서의 인간관, 세계관을 학습한 것이다.

경쟁 속에 몸을 담그면 자신이 상대보다 우월한 존재라는 것을 믿기 위해 항상 자아를 확장해야 한다. 이기기 위해서는 상대에게 정을 주는 것이 허락되지 않고, 학회 토론에서는 상대를 철저히 몰아세워야 한다. 조금이라도 상대에게 회복의 여지를 주면 이쪽이 위험해지기 때문에, 심리적으로는 자기와 다른 사람과의 연결을 단호하게 잘라버리는 작업이 필요하다. 승자가 모든 것을 취함으로써 승부가 난다. 한없이 이기적인 행위로 보이지만, 미국에서는 이를 당연시하는 윤리의식이 있다. 싸우는 자의 자아를 중심으로 표현하자면 자기에게 절대적인 긍지를 가지고, 끝없이 사랑하며, 철저히 자기에 집착하는 것이다. 자기는 집착하면 할수록 확고한 실체적 존재라는 것을 느낄 수 있다.

춥고 어스레한 방에서 더러운 이불에 누워있는 편측 마비 노인은, 나의 이기주의적이고 긍지 높은 자부심을 일거에 위축시키는 미래의 내 모습이었고, 미국이라는 경쟁사회에서 심어진 능력주의적 가치의식을 근본부터 흔들었다.

'죄송함'과 치유

공포에 더해서 마음 한구석이 얼얼한 '죄송함'도 느꼈다. 노인들의 집을 방문해 아무리 주의 깊게 진찰하고 이야기를 들어주더라도, 언뜻 보기에 아무런 '효과'도 기대할 수 없다는 점에서 유래한 것이었다.

능률 사회에서 의료의 효과란 건강, 지능, 체력 등 사회에서 생활하는 데 필요한 '능력'의 회복과 유지로 이해할 수 있다. 알츠하이머병 환자의 지능 저하 속도를 늦추는(또는 그렇게 알려진) 약물은 열렬한 기대를 받았다. 하지만 내가 행하는 '의료'로 '치매 노인'을 다시 두뇌가 명석하게 만드는 것도, 와상상태의 환자를 일으켜 세워 걷게 하는 것도 불가능했기 때문에, 나의 의료적 노력은 무익하고 무효한 것처럼 보였다. 내과 의사로 일할 때 나의 전문 분야는 혈액종양내과였기 때문에 백혈병 등 치명적인 질환이 많았는데, 치료가 잘되어 건강하게 사회로 복귀하는 환자도 많았다. '노망과 와상상태'라는 카테고리는 회복을 전혀 기대할 수 없다는 의미로, 의사로서 자부심을 느끼는 것은 허락되지 않았다.

더욱 죄송했던 까닭은 초등학교 3학년부터 5년 동안 아키타의 농촌에서 노인들과 만난 기억 때문이었다. 1944년 가을 아키타 시 교외에 펼쳐진 평야는 벼 이삭으로 황금 물결을 이루었다. 도호쿠 방향 평야 위로는 낮은 산들이 손가락을 편 것처럼 줄지어 있었고, 장난기 많은 꼬마에게는 최고의 놀이터였고 탐색의 장이었다.

유감스럽게도 이 곡창지대 역시 피난민에게는 닫힌 공간이어서, 우리 가족은 종전 후 몇 년 동안 항상 배고픔에 시달렸다. 나는 빡빡 깎은 머리에 여름에는 반바지 하나만 입고 맨발로 다녔는데, 묘하게도 노인들의 사랑을 받아서 곶감을 슬쩍 했는데도 혼나지 않았고, 과자나 떡을 얻어먹기도 했다. 와상상태의 아버지 베개 옆에서 '성인용 책'을 읽었던 기억도 난다. 사쿠 시에서 진료를 하다 보면 이런 기억이 떠올라 형용할 수 없는 애달픔으로 가슴이 저미고 공포, 슬픔, 죄송함이 뒤섞인 감정은 돌아오는 차 안에서 술이라도 마시지 않으면 지워지지 않았다.

왕진 사업에 참여한 지 1년, 매번 반복되는 반응성 우울증으로 어느새 견딜 수 없게 되었다. 넉넉한 보수에는 미련이 남았지만 인제 그만두려고 생각하던 차에 간호사에게서 뜻밖의 의뢰를 받았다. 2개월 전 진료했던 노인 여성을 다시 봐주었으면 한다는 것이다. 사쿠 시의 '노망·와상상태 노인'은 그 수가 많아서, 보통은 일 년 반 정도 지나야 다음 진료가 돌아온다. "그 사람 얼마 전에 보지 않았나요?"라고 묻자 "그렇기는 한데 선생님께 진료받은 뒤부터 환자가 건강해져서 식욕도 생기고, 가족들도 기뻐하고 있습니다. 그런데 다시 상태가 안 좋아져서 선생님께 꼭 한 번 부탁한다고 해서요."라는 대답을 들었다.

집에 찾아가 진찰하고, 이야기를 들어주는 것만으로 그런 효과가 나타날 것이라고는 꿈에도 생각하지 못했다. 반신반의하던 나에게 간호사는 노인이 기뻐하고 가족도 고마워할 것이라고 보증해 주었다. 이때의 기쁨은 일순간 세계가 빛으로 가득 차 있는 것처럼, 가슴에 얹어져 있던 무거운 추가 순식간에 사라진 것 같은 느낌이었다.

이 경험으로 기능 회복을 목표로 하는 좁은 의료관에서 해방된 것은 확실하다. 의료는 건강과 기능을 회복할 기회를 제공한다. 그러나 어떤 상태의 사람이라도 혜택을 받을 수 있는 의료의 보편적 작용은 '기분을 좋게 해주는 일'일 것이다. 고통으로부터 해방, 마음의 위로 등은 환자뿐만 아니라 인지능력이 저하된 노인도, 죽음을 눈앞에 둔 사람도 얻을 수 있는 효과이다. 이런 사실을 깨닫게 되자 나도 위로받을 수 있었다.

정신증상과 인간관계

'나도 노인들에게 도움이 된다'는 자신감은 생겼지만, 여전히 알 수 없는 것이 '노망 노인'이 보이는 이상한 정신증상과 행동이었다. 가족이 아무리 애를 써도 밤중에 소란을 피운다거나(야간 섬망), 자신의 물건을 도둑맞았다는 피해망상이 대부분이어서, '치매 노인'을 간병하는 일은 부끄럽고 성가시며 또한 두려울 수밖에 없었다.

왕진을 가서 가장 많이 듣는 질문이 "머리를 쓰고, 손발을 움직이게 하면 더 진행되는 것을 막을 수 있나요?"였다. 1970년대 후반 '치매'에 대한 논문은 아직 많지 않았고, 간병에 도움이 되는 정보도 거의 없었다. 정신과와 당시 설립되기 시작한 노인과 전문의를 찾아가 이 질문을 다시 물어보았더니 "그저 속설일 뿐입니다."라고 가볍게 웃어넘기는 것이 보통이었다.

다음으로 많은 질문이 "우리 할머니가 병원에서는 얌전했는데, 집에만 오시면 밤중에 일어나 난리를 칩니다. 왜 그럴까요?"였다. 이에 대해서도 당시 '치매학' 권위자로 불리던 정신과 교수님께 여쭤보았다. 교수님은 살짝 눈살을 찌푸리며 "글쎄요, 저도 잘 모르겠습니다. 하지만 어떤 환자가 외박하면 야간 섬망을 일으키리라 예측할 수는 있습니다. 이것은 꼭 제가 아니더라도 간호사나 수련의도 가능하죠."라고 대답했다.

어떻게 예측할 수 있는지 묻자 "가족과의 인간관계입니다. 가족이 면회를 다녀간 후 노인이 우는 경우, 외박시키면 꼭 야간 섬망을 일으킵니다."

매우 흥미로운 정보였으며, 이 선생님과 동료의 관찰은 그 후 전국의 인지능력이 저하된 노인을 수용하는 시설에서 확인되었다. 하지만 그 노인들이 어떻게 느끼고, 어떤 세상에 살고 있는지 '그들의 측면'에 서서 생각했던 연구자는 당시 거의 없었던 것으로 기억한다.

고령화가 문제 되기 시작할 무렵인 1975년과 1980년 도쿄에서 실시한 '재택노인 조사'에 따르면, 65세 이상 인구의 약 5%가 '노망 노인'이었고, 그중 절반 정도에서 망상, 환각, 야간 섬망 등의 정신증상과 배회 등의 이상행동이 있었다.

지금은 여러 의료기관에서 '치매 클리닉'을 만들고, 요양원 등 노인 시설이 정비되고 있지만, 당시에는 아직 그들을 받아들일 사회적 체제가 거의 갖추어져 있지 않았다. 한편, 가구당 가족 수가 줄어드는 경향이 현저해짐에 따라 가정에서의 간병 능력은 급속히 저하되었다. 인지증에 대한 지식도 보급되지 않았기 때문에 '노망 노인'을 맡는다는 것은 가족의 체면에도 좋지 않았다. 이런 상황에서 간병을 담당하는 가족, 특히 인지증 노인의 며느리들은 오죽이나 의심받고, 곤혹스러운 적이 많았을까.

이렇게 의료, 간병, 복지에 이르는 문제의 경우, 개개인에 대한 임상의학적 대응과 함께 집단으로서 문제를 생각하는 사회의학적 대응도 필요하다. 인지증 치료법이 없었기 때문에 임상이라기보다 간병, 또는 케어(care)를 적절하게 행하는 것이 우선이었다. 이런 의미에서 1977년에 구마모토 현에 신설된 국립요양소 기쿠치 병원 치매병동에서 무로후시 군시 팀이 행한 노인 케어와 관찰 소견은 일본의 인지증 케어와 임상연구의 출발점이라 할 수 있다. 이에 대해서는 나중에 이야기하겠다.

내가 속한 동경대 의학부 위생학교실의 구마모토 슌이치 교수를 책임자로 했던 그룹은 '치매 문제'에 대해 사회의학적 접근을 시도했다. '치매 노인' 그룹이 '비치매 노인' 그룹에 비해 어떤 '정신증상과 이상행동'을 보이는지 수량적으로 파악하고, 그것을 통해 증상과 행동이 나타나는 원인을 지능 저하와 가족환경 등의 여러 요인과 연관 지어 추정했다.

먼저 도쿄 스기나미 구에서 '노망 노인' '노망이 아닌 노인'으로 분류된 사람들에 대해 지능과 증상 발현 등을 비교하는 조사를 했고, 이어서 나가노 현 사쿠 시, 오키나와 현 요미탄 촌으로 조사범위를 넓혀나갔다. 다음이 그 요점이다.

첫째, 망상과 야간 섬망 등 정신증상이 나타나는 비율은 인지능력(지능)이 저하됨에 따라 증가했다. 지능저하가 중등도 이상 진행하면 급속하게 증가했다.★

지능이란 스트레스를 주는 사건에 대한 대응력이라고 간

★ 지능(인지능력)은 대략 기억력을 측정하고, 시간과 장소에 대해 올바르게 파악하고 있는지(지남력), 계산, 사물의 인지(해당하는 단어를 기억해야 함), 도형 그리기 등에 대한 능력으로 추정했다.

단하게 설명할 수 있다. 대응 능력을 넘어서는 사건이 생겼을 때 정신증상이 나타난다고 하면, 불쾌한 사람과 만나는 것은 가장 큰 스트레스 요인이 된다. 이로써 가족과 면회한 뒤 운 노인이 외박을 하면 야간 섬망을 일으키는 이유도 이해할 수 있다.

둘째, 알츠하이머병과 당시 일본에 많았던 뇌혈관성 치매에서 정신증상이 나타나는 패턴이 동일했다. 당시 '치매 노인'의 40%는 '와상상태'였고, 대부분 뇌혈관 장애에 의한 것이었다. 즉 뇌의 변성 위축이든 뇌혈관 장애에 의한 뇌 조직의 파괴든 같은 증상이 나타나는 경향을 보였다면, 정신증상 발현은 뇌 장애보다 '지능'이라는 뇌 기능 저하에 관련된 것이라고 생각할 수 있다.

셋째, 환경 요인과 정신증상 발현의 관련성도 나타났다. 예를 들어 비용을 노인이 전부 대거나, 반대로 간병인(자식)이 비용을 전담하면 증상 발현율이 높아지고, 양쪽이 함께 부담하고 있으면 발현율이 낮아졌다.

뭉뚱그려 환경 요인이라고 했는데 이 경우는 넓은 의미의 '경제 환경'으로, 스트레스를 일으키는 심리적 원인이 된다. 노인이 전부 지출하면, 장을 보고 실제 지출하는 며느리가 지갑을 마음대로 사용하는 것은 아닌지, 노인의 '도둑 망상'이 유발될 수 있다. 반대로 간병인이 경제적 보상을 전혀 기대할 수 없는 상황에서는 노인이 짐짝 취급 당할 확률이 높아진다.

 우리가 예비 조사에서 추측할 수 있는 것은, 지능이 저하된 노인에게 가장 큰 스트레스 요인이 '나쁜 인간관계'라는 점이다. 사회의학에서 사용하는 역학이란, 질환과 증상이 나타나는 분포 패턴에서 원인을 추측하는 기법이다. 나쁜 인간관계가 증상의 원인이라고 한다면, 그 정도가 심할수록 발현 빈도도 높아진다는 것을 검증할 수 있다. 이것이 가능하다면 '환각, 망상, 야간 섬망 등 정신증상의 발현 빈도는, 지능저하에 의한 환경적응 능력 감소 정도와 나쁜 인간관계에서 비롯된 스트레스 크기에 비례한다.'는 가설을 검증할 수 있다.

 인간관계는 다양한 장소와 여러 사람 사이에서 발생한다. 그것을 조사하기 위해서는 생활 장소가 한정된 와상상태, 또는 그에 준하는 상태의 노인이 최적이다. 주요 간병인과의 인간관계는 노인에게 가장 중요하다. 이치가와 신이치 팀이 작성한 와상상태 노인과 주요 간병인 사이의 '인간관계 평가표'는 '아기와 엄마의 관계'를 추측하는 기법을 바탕으로 고안한 것이다. 귀가 어둡거나 응답능력을 상실하는 등 인지능력이 저하된 노인은 유아와 비슷하여, '부모' 대신 간병인에게서 회답을 받았다.

 평가표를 분석한 점수는 방문간호에서 실제로 양자의 인간관계를 알고 있는 요양사의 평가와 잘 일치했다. 또한,

인간관계가 '좋은 군'과 '나쁜 군'을 비교해보니, 지능저하의 각 단계에서 정신증상 발현율이 큰 차이를 보였다. '좋은 군'에서의 발현율은 가벼운 지능저하군에서 10%, 중등도 저하군에서는 20%에 불과했으나, '나쁜 군'에서는 각각 30%, 60%로 훨씬 높았다.

이런 수치는 신중하게 해석해야 한다. 노인의 정신증상 발현이 간병인과의 인간관계에 좌우된다고 해서, 그것을 간병인만의 탓으로 돌리는 것은 옳지 않다. 인간관계가 '좋은' 경우에도 10~20%에서 정신증상이 나타난다. 인지능력이 저하된 상태 자체가 그 사람에게는 괴로운 것임을 시사한다.

직전의 기억을 잃고, 있어야 할 물건은 없는데 없어야 할 물건은 있으며, 했는데 하지 않았다 하고 하지 않았는데 했다고 책망을 듣는 상태이다. 여기서 먼저 나타나는 정동(情動)은 불안과 초조가 뒤섞인 것인데, 이는 곧 분노와 슬픔으로 바뀐다. 지능이 저하된 사람에게 이런 정동이 나타난다는 것을 주변에서는 깨닫지 못하는 경우가 많다. 이것은 오히려 성격이 나쁘게 변화했다고 해석될 위험이 크다.

제2장

치매와 문화 차이

이질적인 것에 '라벨 붙이기'

일본에서는 2005년 봄부터 '치매' 대신 '인지증'이라는 용어를 사용하기 시작했다. '치매'라는 단어에 차별적 의미가 포함되어 있기 때문이라고 한다.

나도 사회의 일원으로서 가능한 한 사회적 합의에 따르지만, 이번 명칭 개정에는 찬성하지 않는다. 명칭 개정에 대해서 몇 가지 의문이 있다(이미 '인지증'이라는 용어가 부적절하고, 명칭 개정에 반대한다는 의견을 후생노동성의 자문위원회에 제출했다).

차별어를 다른 언어로 바꿀 때, 새로운 용어는 대상의 성질을 확실히 표현할 수 있어야 한다. 예를 들어 '신체장애인' '지적 장애인'은 어떤 종류의 장애를 가리키는지 명확히 알 수 있다. 하지만 '인지증'은 너무 막연한 용어이고, 이것이 무엇을 나타내는지 판단하기 어렵다. 그런 의미에서 '인지장애' 쪽이 더 가까운데, 이미 다른 상태를 나타내는 학술 용어로 확립되어 있다. '인지실조증'이라면 그런대로 가깝다 할 수 있다. '치매 상태'라는 표현은 알겠는데, '인지증 상태'라는 표현은 그 의미를 알기 어렵다.

그런데 이 명칭 개정이 '차별'을 감추기 위해 대용하는 용어의 역할, 그리고 그 한계에 대해 생각해볼 기회를 준 것은 확실하다. '차별받는 명칭을 바꾸는 이유는 무엇일까?'라는 의문에서 시작해 명칭 개정의 본질에 대해 생각해 보자.

25년 전 내가 보스턴에 거주할 때 번화가의 한 은행 창구에 일본인이 근무하고 있었다. 그의 본명은 '우에스기'였지만, 미국인과 결혼 후 이름과 함께 성도 '웨슬리'라는 영국풍으로 바꾸었다. 물론 그렇게 하는 편이 차별받지 않을 수 있었기 때문이다.

마찬가지로 동유럽의 이민자들이 혀를 깨물 만큼 거친 소리의 성을 앵글로색슨 풍으로 바꾸는 것이 성행한 시기가 있었다. 또한, 아프리카계 미국인 중 고향에서 받은 이름을 그대로 유지하고 있는 경우는 많지 않다. 9·11 테러사건 후 '무하마드'나 '이스마엘'이란 이슬람 풍 이름을 지닌 것만으로도 주변의 미움을 받았다고 한다.

차별을 피하고자 차별받지 않을 명칭으로 바꾸는 행위는 자신을 낙엽처럼 보이게 하는 곤충의 의태(擬態)를 떠올리게 하는데, 그 효과가 불충분해서 명칭이나 호칭을 바꾸는 현상은 자주 일어난다. 20세기 중반 의학 문헌에서 미국 흑인은 니그로(negro)였는데, 그 후 컬러드(colored), 블랙(black)으로 바뀌었고, 지금은 아프리칸·아메리칸(African·American)이 되었다. 이런 빈번한 명칭 변경은 차별받는 신체적 특징 자체가 남아있는 한 개명 효과가 끝까지 지속하지 않는다는 것을 시사한다. 결국 '차별'을 부르는 명칭이란 그 사회에서 '이질적인 것'이고, 사회의 다수파가 꺼리는 대상에 붙는 '라벨'이라 할 수 있다. 바꾸어 말하면 다수파가 꺼리는 이질적인 특성을 연상시키는 본보기이다.

차별의 진짜 원인은 라벨 그 자체가 아니라 '이질적이고 꺼림칙한 특성'에 있다. 질환이 그 적당한 예인데, 2004년 말 세상을 떠난 수전 손택(Susan Sontag)이 『에이즈와 그 은유』를 통해 통쾌하게 논박했다. 차별 용어를 비차별 용어로 바꾸었을 뿐, 이질적이고 꺼림칙한 것이라는 '인식' 자체가 바뀌지 않았다면, 그것은 단순한 라벨 바꾸기에 지나지 않는다. '치매'의 경우 기명력(記銘力: 새로운 경험 소재를 머리에 새기는 능력-역주) 저하, 시간과 장소에 대한 지남력 저하, 언어 장애, 망상이나 야간 섬망 등의 주변증상, 쉽게 화를 내는 등의 성격 변화, 주위에 폐를 끼치는 등 다양한 불안 요인이 합쳐져, '치매'라는 '이질적이고 꺼림칙한 특성'을 형성하는 듯하다.

오키나와의 '순수치매'

우리는 누구나 다른 사람과의 '연결·관계' 속에서 살리고, 살려지며, 살아가고 있다. 인지증에 대해 느끼는 '꺼림칙함' 역시 두 가지 측면이 있다. 자신이 치매 상태가 되어 '남에 의해 살아가는' 경우와 치매 상태가 된 사람을 '살리는' 경우에 느끼는 감정이 섞여 있는 것이다. 전자는 자립성을 잃고 다른 사람에게 폐를 끼치는 것에 대한 공포와 혐오, 후자는 자신에게 간병의 수고가 필요할 뿐 아니라 지금까지 마음을 나눠오던 인격이 사라져 가는 것에 대한 상실감이다.

하지만 실제로 인지능력이 저하된 고령자를 적절히 돌보는 가정과 그룹홈(소규모 요양원) 등의 장소를 관찰해보면, 꺼림칙하다는 혐오감이 사회에 유포된 오해와 편견에 의해 조장된 부분이 상당히 많다. "못 믿겠는걸!"이라고 화를 내는 간병 경험자도 있을지 모르겠지만, 그것을 뒷받침하는 실례가 있다.

앞 장에서 소개한 스기나미 구의 '노망 노인'과 '정상 노인'에 대한 조사결과는 인간관계를 근본적으로 재고할 필요가 있음을 시사한다. '노망 노인'의 약 20%는 지능이 정상이거나 약간 저하되어 있을 뿐인데 '치매'로 간주하고, 반대로 '정상노인'의 10% 정도가 중등도에서 중증 지능저하를 보인다. 지능저하가 없더라도 우울증 때문에 동작이 둔하고,

엉뚱한 반응을 하는 것인데 '치매'로 간주하고, 한편으로 당연히 '치매 노인'에 속해야 할 사람이 가정이나 병원에서 보통 어르신으로 대접받고 평화로운 일상을 보내고 있다.

왜 '치매'로 진단받아야 할 사람이 '정상'으로 생각되고 있을까? 유일하게 가능한 설명은, 지능저하 여부와 관계없이 인간관계에 따라 주위 사람들의 노인에 대한 인식이 달라질 수 있다는 것이다.

스기나미의 예는 각 가정에서의 현상일 뿐이라는 반론도 나올 수 있다. 하지만 같은 시기 오키나와 현 시마지리 군 사시키에서 류큐 대학 정신과의 마키야 히로시가 조사한 보고서는, 환경만 좋다면 지능이 저하된 노인이 다른 사람에게 폐를 끼치는 주변증상을 보이지 않고, 평온하게 평범한 삶을 살 수 있다는 것을 강하게 시사한다.

마키야는 마을의 65세 이상 노인 708명(남 268명, 여 440명) 전원을 정신과적으로 평가했는데, 명백히 '노인성 치매'로 진단할 수 있는 사람이 27명(전체의 4%)이었다. 이는 도쿄의 유병률과 차이가 없다. 하지만 전 증례를 통틀어 우울증, 망상, 환각, 야간 섬망을 보인 사람은 없었다(단 조현병<정신분열증>으로 생각되는 1례가 있었다). 이것은 당시 도쿄의 조사결과와 비교해 보면 믿기 힘든 사실이다. 도쿄에서는 '치매 노인'의 20%가 야간 섬망을 보이고, 절반 정도가 주변증상이 있다. 또한, 오키나와에서는 우울증이 전혀 없었는데, 미국에서는 치매 환자의 1/4~1/2 정도에서 우울증이 동반된다는 보고가 있다.

스기나미와 오키나와에서 나타난 주변증상 없이 평온한 치매 상태(학술용어로는 단순치매<dementia simplex>라고 하는데, 나는 '순수치매'라고 부른다.)의 요인은 무엇일까? 마키야는 이렇게 고찰했다.

사시키는 경로사상이 강하게 보존되어 있고, 실제로도 노인이 정성스러운 간호와 존중을 받는 지역이다. 따라서 이 지역의 노인은 정신적 갈등이 없고, 설령 뇌에 기질적 변화가 생겼더라도 우울증, 환각, 망상이 발생하지 않는 단순치매 상태에 그치는 것이다.

이런 사례에서 추측할 수 있는 것은 '치매' 환자에게 피해망상, 야간 섬망, 환각, 공격적 인격변화 등의 주변증상이 동반하지 않는 한 '순수치매'로서 평화적 공존이 가능하고, 이런 현상은 지역 전체에서 실현될 수 있다는 사실이다.

물론 나이가 들면서 많은 사람에게 인지능력 저하가 발생하지만, 주변증상이 동반되지 않는다면 '자연스러운 노화 과정에 있는 정상 인간'으로서 생을 마칠 수 있다. 그렇다면 '치매 환자'라는 공포스러운 라벨은 필요하지 않고, 혹여 라벨이 붙더라도 '차별성'은 훨씬 줄어들 것이다. 치매를 인지증으로 바꿈으로써 일시적인 차별 해소 효과가 있겠지만,

그것은 대증요법에 지나지 않는다. 진통제를 복용하더라도 '병소(病巢)'가 아직 남아있다고 의식하는 한 머지않아 통증은 다시 나타나게 된다.

그렇다면 '병소'란 무엇인가? 병소를 없애는 것은 가능할까? 이 질문에 답하기 위한 시도가 바로 이 책의 주안점이기도 하다. 결론을 먼저 말하자면, 병소라고 '의식'하는 점에 '병소'가 있다. 이 문제를 차근차근 풀어보자.

치매에 대한 사회적 오해

인지증은 어떻게 세상에 소개되었고, 어떻게 이해되고 있을까? 앞 장에서 말했듯이 일본존엄사협회의 조사에서는 85%가 '치매'에 걸리면 연명처치 거부를 '존엄사 선언서'에 명기할 것이라고 응답했다. 그 설문조사에서 '중증 치매는 다음과 같은 증상이 나타났을 경우'라고 설명하고 있다.

① 날짜, 장소, 가족 등을 판단·식별할 수 없게 된다.
② 목욕, 옷 갈아입기, 식사, 배변 등에 도움이 필요하다.
③ 이유 없이 배회한다.
④ 밤에 자다 깨서 소란을 부리고, 이상한 소리를 지른다.
⑤ 말의 의미를 알 수 없게 되고, 의사소통이 어려워진다.

⑥ 요실금, 변실금이 나타난다.
⑦ 변을 벽에 바르거나 먹기도 한다.

'중증 치매가 이렇게나 비참한 상태인가!'라며 두려움에 떨 수도 있지만, 이 설명은 조작이라고 할 수 있을 만큼 틀렸다. 가장 큰 문제는 인지증의 '중심증상'과 '주변증상'을 동일하게 취급했다는 점이다. 중심증상이란 앞에서 이야기했듯이 기억을 중심으로 한 인지능력 저하이다. 스기나미와 오키나와의 사례를 통해 알 수 있듯이 대부분의 주변증상은 그 노인이 환경에 적응하지 못할 때 나타난다. 이것은 무로후시의 보고와 적절한 케어가 이루어지고 있는 노인시설 관찰을 통해서도 추측할 수 있다.

대중매체와 소설에서는 인지능력이 저하된 노인을 간병하는 사람의 고통과 심리적 갈등이 비극적으로 묘사된 경우가 많다. 아마도 평온하고 아무런 문제 없이 간병하는 모습은 드라마가 될 수 없기 때문일 것이다. 하지만 실제 가정간호 현장에서는 주변증상이 없는 사람들(내가 '순수치매'라고 이름 붙인)을 자주 볼 수 있다. 두 가지 사례를 살펴보자.

[A씨, 85세 여성]
6년 전 알츠하이머병 진단과 함께 대장암이 발견되어 수술을 받았다. 멋쟁이 남편과 슬하에 딸 둘이 있었는데, 작은

딸은 시집을 갔고, 미혼인 큰딸은 양친과 함께 살고 있었다. 2년 전 남편이 사망하고 얼마 지나지 않아 대장암이 재발했는데, 이미 간을 포함해 전신으로 전이되었다. 딸들과 상의한 결과 연명처치는 일절 하지 않고, 통증 완화에 힘쓰기로 했다.

알츠하이머병은 더욱 진행돼서, 일 년 전 하세가와 치매척도(HDS-R: 나이, 날짜, 요일, 간단한 계산 등 기억을 측정하는 간이 테스트)를 측정했을 때는 0점으로 중증 지능저하를 보였다. 낮에는 도우미가 밤에는 일하고 돌아온 큰딸이 간병을 하고, 대부분 휠체어 생활을 했는데, 본인은 항상 미소 짓고 있었다(보통 알츠하이머병 환자는 다른 사람에게 붙임성이 좋다). 진찰 전에 먼저 몸 상태를 물어보니 밤에 잘 자고, 식사도 잘하며, 화장실도 문제없다고 했다. 아픈 곳은 없는지 물어보자 약간 머뭇거리더니 "없어요."라고 대답했다(실제로는 침대에서 몸을 일으킬 때 얼굴을 찌푸리거나, 손으로 왼쪽 흉부를 쥐며 "아프다."고 표현할 때도 있었다).

이런 간단한 질문에는 '네' '아니요'로 대답했지만, 스스로 이야기를 하고 싶어도 말이 입 밖으로 나오지 않았다. 말이 나오지 않아서 애타는 표정을 짓는 그녀의 손을 잡고 "말씀하시는 것 잘 알겠어요."라고 말하자 "네"라고 대답하며 다시 미소를 지었다.

작년 10월 초(사망 3개월 전) 실어 상태의 A씨가 두 딸이 모였을 때 뜻밖에 "이쪽으로 오렴." 하고 침대 쪽으로 불렀고, 딸들이 곁에 오자 "너희 절대 싸우면 안 돼."라고 말했다.

그 후 자발적 발언은 한 번도 하지 못했다. 오른손이 거의 움직이지 않아서 암의 뇌 전이가 의심되었다. 갈수록 체력이 떨어졌고, 자매는 여동생의 아파트에서 마지막까지 어머니를 간병했다. 통증은 전혀 호소하지 않았고, 수액도 한 번 맞지 않은 채 섣달 그믐날 숨을 거두었다.

[B씨, 96세 여성]

대학에서 교편을 잡을 정도로 재원(才媛)이었던 그녀는 40세 때 남편이 먼저 세상을 떠나고 세 명의 자녀를 힘들게 키웠다. 85세에 인지장애가 발생했고 결국 와상상태가 되었는데, 마지막 12년 동안 대학교수인 딸의 극진한 간호에 힘입어 96세까지 천수를 누렸다. B씨에 관해서는 딸이 작성한 그 특별한 기록 일부를 소개하고자 한다. 와상상태가 되고 수년 후 모월 모일 기재된 이야기이다.

모두(교회 지인 50명이 매일 교대하는 간호체제를 만들었다.—저자 주)에게 알림! 어머니는 '착한 아이'일 때, '까다로운 아이'일 때, '장난기 많은 아이'일 때가 4:3:3의 비율로 나타납니다. 변신(변심이라고 해야 할까요?)은 수면을 경계선으로 구분됩니다. '장난기 많은 아이'일 때는 대부분 재미있게 시간을 보내지만, 가끔 버릇없는 말을 할 때도 있으니 부디 놀라지 마시길 바랍니다. "이 바보야!"라든가 "너 도둑이지!"라는 말을 아주 재미있는 듯 싱글벙글 웃으면서 쉬지 않고 이야기할 때도 있습니다. 어머니는 우리가 어떤 말을 해도 받아주는 것을 재미있어 하는 것 같습니다. 적당히 흘려들어주세요.

'까다로운 아이'일 때도 가지각색입니다. 일단 말하는 대로 따라주는 것이 가장 간단한 해결책입니다. 어느 날, 제가 소변을 받아내려고 하는데 "소변 보라고 하야시 씨(누구인지 모르겠지만)가 시켰어?"라고 말하더군요. 그런 것 아니니까 안심하고 소변 보시라고 했더니 "당연히 시킨 것으로 생각했는데 아니야? 시키지도 않았는데, 내 마음대로 소변봐도 되는지 하야시 씨한테 전화해서 물어봐 줘!"라고 몇 번이나 이야기했습니다. 평소처럼 적당히 상대해줬더니 "그렇게 입에 발린 대답만 하지 말고, 빨리 전화해!" 저는 그렇게 전화놀이를 시작했습니다. 있지도 않은 전화번호를 눌러 "여보세요. 하야시 씨 계신가요? 저는 미카와라고 하는데요. 저희 어머니 소변보라는 명령이 없었는데 소변보게 해도 될까요? 네, 그런가요? 알겠습니다. 그럼 제가 알아서 적당한 때에 소변보게 하겠습니다. 네, 감사합니다. 안녕히 계세요."라며 연기를 했습니다. 그리고 전화했다고 하자 빙긋 웃으며 "고마워."라고 하시더군요.

만약 말하는 대로 해주기 어려울 때(예를 들어 이사 갈 준비를 하라는 등)는 자장가를 불러주거나, 찬송가 테이프를 틀어주면 잠이 듭니다. 마지막으로 '착한 아이'일 때는 아무 문제 없습니다.

A씨가 깊은 잠에 빠지듯 편안하게 세상을 떠난 것과 B씨를 따뜻하고 유쾌하게 받아들인 가족. 주변증상을 동반하지 않은 '순수치매'의 경과를 살펴보면, 결국 본인이 '안심'할 수 있는 환경이 갖추어졌는지로 결정되는 것 같다. 간병 방법과 노력은 다양하지만, 애정과 노력만 있다면 대부분의 경우 인지능력이 저하된 사람이 안심할 수 있는 환경을 만들어 줄 수 있다.

'일수사견(一水四見)'과 문화 차이

제1장의 설문조사 결과 '치매'에 걸리면 연명처치를 거부하겠다는 이유로, 일본에서는 압도적 다수가 '가족과 주변에 폐를 끼치고 싶지 않아서'라고 응답했다. 하지만 미국을 중심으로 한 영어 문헌을 보면 '치매를 두려워하는 이유'는 '자기의 자립성을 잃기 때문'이 대다수였다.

'폐를 끼치는 것'과 '자립성 상실'을 구별하는 것은 중요하다.

첫째, 감정을 불러일으키는 문화 차이에 주의해야 한다. 혐오나 공포는 일종의 '부정적 감정'인데 같은 처지에서 어떤 감정을 불러일으킨다고 했을 때, 그 '부정적 감정'의 뉘앙스와 감정 유발의 심리적 프로세스는 문화마다 다르다. 게다가 그것을 눈치채지 못하는 경우가 대부분이다.

예를 들어 쇠고기를 먹자고 제안했는데, 미국인과 인도인 모두 거절했다고 가정해보자. 표면상으로는 똑같이 사양한 것이지만, 거부감의 뉘앙스가 다르다. 건강 관리에 예민한 미국인은 '쇠고기에는 콜레스테롤이 많아서'라는 이유였고, 인도인은 '소는 힌두교에서 성스러운 동물이라 먹을 수 없다'는 이유였다. 표면상으로는 같은 행위로 보이지만, 쇠고기에 대한 심리적 반응은 각각의 문화에 따라 다르게 나타나고, 일정한 패턴을 보인다. 행위란 그와 같은 문화적, 심리적 에토스('성격'과 '관습'을 의미하는 옛 그리스어로 사람의 특징적인 성질이나 태도를 말한다.-역주)로부터 발생하는 것으로, 행위자에게는 극히 자연스러운 일이라 특별히 의식하지도 않는다.

불교에서 말하는 '일수사견(一水四見)'에서도 이와 비슷한 문화적 틀을 볼 수 있다. 물(水)은 인간에게는 마시는 것, 물고기에게는 보금자리, 천인(神)에게는 보배로 장식된 땅, 지옥의 아귀에게는 피고름이다. 하지만 넷 모두 자기가 인식하는 '물'만이 진실이라고 믿고 있다.

둘째, 자립성을 잃는 것과 주위에 폐를 끼치는 것은 '나'와 '다른 사람'의 관계에 큰 변화가 생긴다.

(a) 나는 나의 자립성을 잃는다.
(b) 나는 다른 사람에게 피해를 준다.

(a)에서 '나'는 다른 사람과 확실하게 구별되고 분리해서 의식하는 '자기(自己)'이다. 다른 사람이 있지만 자기와 어떤 관계이고 어떻게 연결되어 있는지 분명하지 않다. 우호적인지 적대적인지 아니면 관계가 없는지, '연결'되어 있지 않더라도 상관없는 것처럼 보인다.

(b)에서 '나'는 확실히 다른 사람과의 관계를 통해 존재한다. '나'는 집단의 일원으로서 의식한다. 이때 '나'란 '자신(自身)'이고, 사람과 사람 사이에서 그때그때 상황에 따라 자신의 몫이 달라지는 탄력적인 연결을 가진 존재이다. 그 상황에 부적합한 과대한 몫을 요구하는 것이 바로 '폐를 끼치는 것'이다.

셋째, '폐를 끼치는 것'과 '자립성 상실'의 구별은 치매 상태의 사람과 주위의 관계에 심리적 영향을 준다. 동시에 그 노인이 얼마나 오래 '살려질지'에 영향을 준다. 사람의 생존은 인생의 마지막에서 '살려지다'라는 측면이 가장 뚜렷하게 나타난다. 현대의료와 간호기술은 아슬아슬하게 버티고 있는 생명을 예전에는 생각지도 못할 만큼 오래 살릴 수 있다. 즉 '연결'의 정도에 따라 살려지는 기간이 현저하게 달라질 수 있다.

'살려지다'와 '살려지고 있을 뿐'

말기 케어(care)에서는 의료·간호·간병 모두를 함께 고려할 필요가 있다. 이들은 말기의 '살려지는' 상태에서 긴밀하게 서로 영향을 주기 때문이다. 또한, 주위의 '살리자'라는 열의와 윤리적 배려의 방향성이 큰 영향을 준다.

말기에 다다른 사람에 대한 의료적 대응방침은 크게 '고통을 없애는 것'과 '연명노력' 두 가지로 나눌 수 있다. 방침을 선택할 때 환자 본인의 의향을 어떻게 존중할지와 가족의 의향을 어디까지 반영할지를 고려해야 한다. 여기서 문제를 복잡하게 만드는 것이 인지능력이 저하된 사람의 의향이 얼마만큼 '확실한 것인지'이다. 본인과 가족의 의향을 어떻게 균형 있게 반영할지는 윤리적 문제이면서, 실제 케어의 문제이기도 하다. 이런 사정을 잘 모르는 사람도 많으므로 간단히 설명하겠지만, 윤리적으로도 실제적으로도 아직 해결되지 않은 상태이다.

전형적인 알츠하이머병 말기의 경과를 예로 들어보자.

먼저 질환이 상당히 진행되면, 음식을 삼키는 기능(연하기능)의 저하로 입에 음식을 넣더라도 잘 넘기지 못하게 된다. 이 단계에서는 간병의 질에 따라 생존기간이 놀랄 만큼 차이가 난다. '살리다' '살려지다'라는 측면이 여실히 드러나는 것이다. 연하기능이 저하되더라도 음식의 질과 한입에 알맞은 양, 삼키는 시간에 신경을 쓰면 장기간 흡인(음식물이나 침이 기도로 들어가는 경우. 사례는 흡인으로 인한 발작적 기침 증상.-역주) 없이 지낼 수 있다. 1회 식사에 2~3시간이 걸리기도 하므로, 간병인의 '더 살아줬으면' 하는 마음이 인내심으로 나타난다. 시설에서는 아무리 친절하더라도 현재 시스템에서 한 사람에게 1시간 이상 시간을 들이기란 어려운 일이다. 따라서 머지않아 흡인성 폐렴(음식물 또는 구토물이 기관 내로 들어가 생기는 폐렴.-역주)을 일으키고 만다. 항생제가 없던 시대에는 여기서 수명이 다했다.

다음으로 이 단계에서 항생제를 사용할지 결정할 필요가 있다. 열이 나고 숨을 헐떡이는 사람에게 항생제를 투여하면 연명과 함께 고통을 덜어줄 수도 있다. '완화의료'(완치 가능성이 없는 환자의 고통을 덜어주는 치료행위.-역주)의 목적은 신체적, 정신적 고통을 제거하는 것인데, 통상적인 치료에서는 '여명이 짧은' 환자(말기암 등)에게 항생제와 같은 '연명 효과가 있는' 의료수단을 사용하지 않는다. 연하곤란이 동반된 알츠하이머병의 경우 미국에서는 '여명이 짧은 병' 카테고리에 들어간다.

 연하기능 저하는 시간이 지남에 따라 진행되고, 폐렴을 일으키는 빈도가 점차 높아지므로 다음 대응방침을 선택해야 한다. 만약 본인의 의향이 생전 유서와 같이 문서화되어 있고, 입으로 음식을 섭취할 수 없는 단계에서 흡인성 폐렴에 걸리더라도 치료하지 않기를 바란다면, 더 이상 치료하지 않는 것도 고려할 수 있다. 하지만 경험적으로 가족이 여기에 동의하는 경우는 거의 없었다.

 이 단계에서는 흡인을 방지하기 위해 경비관(코를 통해 위장에 넣은 관.-역주)을 통해 영양공급을 하는 것이 편리하다. 어느 정도의 연명 효과가 있고, 간병의 수고도 크게 줄일 수 있다. 그런데 인지능력이 중등도~중증으로 저하된 사람에게 경비관을 삽입할지를 물어보면, 대부분 '싫다'고 의사표현을 한다. 경비관을 얌전히 받아들이는 사람이 있는가 하면 싫다며 뽑아버리는 사람도 있다. 집에서는 얌전했다고 하는데, 병원에서는 불안감이 심한 탓인지 바로 뽑아버리는 경우도 많다. 다음은 '연명을 위해' 팔을 결박해야 하는지에 대한 문제이다.

 이 단계에서 윤리적 문제는 치매 상태의 사람이 표현하는 의향과 간병하는 가족의 의향 중 어느 쪽을 우선해야 하는가이다. 노인이 튜브를 뽑아버린 행위를 '싫다'는 의사표시로 받아들이고, 경관 영양을 중단하는 선택은 '자기 결정'

을 존중하는 윤리적 입장이라 할 수 있다. 아무리 경관 영양을 하더라도 본인이 이런 의료 노력에 대해 '고맙다'고 생각하고, 감사를 표할 정도로 인지능력을 회복하는 것은 기대할 수 없다. 또한, 경관 영양을 통해 얼마큼 '실질적 기간'의 수명 연장 효과가 있는지 알 수 없다(이것은 잘 설계된 무작위 비교연구를 하지 않는 이상 알 수 없지만, 연명효과가 별로 없다는 보고가 미국에서 비교적 여러 번 나왔다). 게다가 묶여있는 상태에서 본인이 얼마나 '괴로울까'라는 생각은 인지상정이다.

한편, '더 오래 살았으면 좋겠다.'는 생각으로 간병해온 가족이 있다. 병동에서는 '저를 아직 알아볼 수 있으니까 부디 (의료행위를) 계속 해주세요.'라고 간청하기도 한다. 의사로서 이 환자에게 경관 영양이 어떤 의미가 있는지 의문이 들더라도, 가족의 희망이 강하다면 들어줄 수밖에 없다. 그 윤리적 근거는 자신들의 '동료'를 내버려둘 수 없다는 연결적 의식의 존중이다. 무라하치부(에도시대에 촌락 공동체 내의 규율 및 질서를 어긴 자에 대해 집단이 가하는 소극적인 제재 행위-역주)라는 '동료 따돌림'이 공동체에서 가장 심한 제재였다는 역사적 배경이 떠오른다. 일본사회는 아직도 '연명' 노력을 최우선으로 하고 있는데, 그 기저에는 어려운 환경 속에서 동료끼리 서로 격려하며 살아온 윤리의식이 있다. 말하자면 죽어 가는 사람을 이승에 잡아두고자 하는 주위의 힘, 연결의 힘을 보여주는 것이기도 하다.

의사의 자기방어적 심리가 엿보이는 것도 분명하다. 의료진은 가능한 연명노력을 하지 않으면, 나중에 고소당할 위험이 있다는 생각도 한다. 병문안 한 번 오지 않았던 친척이 나타나 의료행위 중단을 '살인'이라 주장하는 '먼 친척 현상'이 빈번하게 발생하고 있다. 최근 많은 일본인이 이전에는 상상할 수 없었던 타벌적(他罰的) 성향을 보이고 대중매체, 경찰, 그리고 법원까지 시스템 문제로 인한 '의료 사고'를 의료진 개인의 잘못에 의한 '의료 과오'로 간주하는 풍조가 있는 것이 사실이다. 의료간호에 종사하는 사람들은 그것을 민감하게 느끼고 있다.

장기간 경비관 삽입으로 접촉면에 궤양이 발생하는 등 문제가 생겼을 경우, 다음 수단으로 영양공급을 안전하게 지속할 수 있도록 복부에 구멍을 내어 위에 직접 관을 넣는 '위루(胃瘻)'라는 방식이 있다. 흡인성 폐렴이 발생할 때마다 입원하다 보면, 의사도 간병인도 지치기 때문에 어떤 병원은 두 번째 입원하면 당연한 듯 위루 설치를 권유하고, 노인시설에서도 간병하기 편하다는 이유로 권장하는 곳이 있다고 한다. 위루는 경비적 경관 영양보다 더 연명노력적 성격이 강하다고 할 수 있다. 그러나 중증 치매 상태에 있는 사람의 의향을 물어보면 역시 대부분이 위루 설치에 관해 '싫다'는 의사표시를 했고, 반대로 간병하는 가족은 위루 설치를 희망하는 경우가 많았다.

식사 돌봄의 수고를 덜 수 있다고는 하지만, 와상상태에다 인지능력도 중증으로 저하된 사람이 위루를 통해 영양을 공급받고 있는 모습을 보면, 그저 '살려지고 있을 뿐'인 생존이다. '인간의 존엄성'과 '자립성'을 중시하는 윤리적 관점에서 보면 참으로 소름 끼치는 광경일 것이다. 위루 설치 시에는 경비관과 마찬가지로 윤리적 배려가 필요하다.

이상을 정리해보면, 일본사회에서 말기 상태의 인지능력 저하 노인은 따뜻하고 인내심 강한 간병과 함께 '연명'을 목적으로 한 치료를 받고 있는 경향이 보인다. 거기에는 생명의 '살려지다'라는 측면이 드러나 있고, 사람과 사람 간 '연결'의 힘이 나타나 있다. 하지만 동시에 그 노인의 '의향'을 무시하고, 가족의 의향을 우선하는 경우가 많아 '고통을 없앤다'는 완화의료의 원래 목표에서 멀어진다는 윤리적 문제를 제기할 수도 있다.

미국인에게 자립성 소실이란

미국에 있을 때 자주 듣던 말이 '미국인에게 가장 큰 공포는 늙어서 치매에 걸려 요양시설로 내몰리는 것'이다. 당시에는 그 말에 담긴 뜻을 충분히 이해하지 못했는데, 지금 생각해보면 미국 사회에서 자립성을 잃는다는 것은 곧 죽음을 의미하기 때문인 듯하다.

　일본에서도 늙고 체력과 지력이 떨어져 요양원에 들어가는 경우가 늘고 있다. 2000년 가을에 시행한 조사로는 요양원 수는 약 4,500개이고, 재소자 수는 약 30만 명이었다. 그중 사망에 의한 퇴소자의 평균 재소일수는 1,600일이었으므로, 시설 내에서의 여명은 4년 반 정도가 된다. 입소자 대부분은 인지능력이 저하된 사람이라고 생각해도 무방하다.

　베티 프리단(Betty Friedan)의 보고로는, 미국에서는 1986년 요양시설에서 숨을 거둔 사람의 1/4이 입소한 지 1개월 이내, 절반 정도가 6개월 이내였다. 엄밀한 비교는 어렵지만 일본과 큰 차이가 있다.

　더욱 충격적인 보고가 있다. 수잔 미첼(Susan Mitchell)이 뉴욕 주립요양시설에서 1,609명의 '중증 치매 노인'(advanced dimentia)에 대해 조사한 2004년 논문을 보면, 입소 시 평가에서 반년 이내에 사망할 것으로 예측된 사람은 1%에 지나지 않았는데, 실제로는 72%가 그 기간 내 사망했다(입소 당시 반년 이상 살 것으로 예측했던 중증 지능저하 노인의 70%가 반년 이내에 사망한다는 것은 일본에서 상상도 못 할 일이다). 미첼의 논문은 미국의 윤리의식을 솔직하게 표현했다고 생각하는데, 오해의 소지가 있으므로 논문 일부분을 그대로 인용하겠다.

　　의료 제공자와 가족의 대부분은 중증 치매에는 완화의료

가 적합하다고 믿고 있다. 하지만 급성기 치료시설에 대한 종래의 연구로는, 중증 인지장애가 있는 고령 입원환자의 여명이 한정되어 있음에도, 부적절한 비완화적 개입이 행해지고 있다고 한다. 중증 치매는 진행암과 달리 말기 상태로 생각하지 않고 있다. 따라서 치매의 최종단계에서는 완화의료가 필요한데도, 죽기 직전까지 의료가 환자를 편안하게 하지 않는 경우도 있다.

'비완화적 개입'으로 불리는 행위란 튜브를 통한 식사(25%), 임상검사(49%), 결박(2%), 수액치료(10%) 등이다. 미첼은 이렇게 결론짓고 있다. "중증 치매로 사망하는 요양시설 입소자는 말기 상태라고 평가되지 않아 적합한 완화치료를 받지 못하고 있다."

그들이 말하는 '완화의료'란 인지능력이 저하된 노인의 고통만 덜어줄 뿐, '연명'시킬 가능성이 있는 의료행위는 일절 필요 없다는 해석이다. 일단 '중증 치매'라는 '말기 환자'의 카테고리에 들어가면, 환자가 고통을 호소하지 않는 이상 의료적으로는 거의 방치에 가까운 상태라고 할 수 있다.

'반년 이상 살 수 있다.'고 예측된 사람의 대부분이 반년 이내에 사망한다는 사실에서 간병의 질이 매우 열악하다는 것(일본의 수준에서 볼 때)을 알 수 있다. 앞에서 이야기한 것처럼 인지증 노인의 여명은 간병의 질에 따라 크게 달라진다. 이것은 노인의학에 종사하는 사람에게는 주지의 사실이다. 어쩌면 미국의 고령자 케어는 구조적으로 고령자의 여명을 생물학적 상한 이상으로는 연장하지 않는 시스템을 갖춘 것일지도 모르겠다.

미첼이 소개한 주립 요양시설의 상황은 냉엄한 야생환경에서 자립성을 잃은 동물이 곧 죽음에 이르는 것을 연상케 한다. 이 '냉엄함'은 프리단이 말한 미국의 상황에서도 엿볼 수 있다. 미국 고령자의 20명 중 한 명이 주로 가족에게 학대를 받고, 고령자 학대 발생 건수가 1980년 100만 명에서 1988년에는 150만 명으로, 10년도 채 되지 않아 50%나 증가했다(1990년 미 하원 고령자문제위원회 보고). 미첼은 노인을 더 소중히 여겨야 한다는 가치관을 따르고 있는 듯한데, 노인이 맥없이 죽어 나가는 요양시설의 상황에 대해 한탄하고 있다. "내가 요양시설에 대해 철저한 편견과 우려를 지니고 있다는 것은 인정한다. 하지만 10년간의 조사결과 중에서 죽음 이외에 탈출구가 없는 최후의 매장지라는, 요양시설에 대한 나의 인상을 지울 수 있는 데이터는 없었다."

요컨대 '자립성 존중'이라는 윤리의식을 무엇보다 중시하는 미국 사회에서는 일단 사람이 자립성을 잃으면, 생명의 '살려지다'라는 측면은 무시된 채 생존 무대에서 사라져 간다.

제3장

마음을 여는 커뮤니케이션

개코원숭이의 평화 사회

"선생님은 인지증 노인과 어떻게 마음을 나누시나요?" 어느 수련의의 질문이다. 정신병원에 단기 실습을 나온 수련의들에게 치매 상태의 사람과 어떻게 커뮤니케이션해야 할지 기초부터 가르치고 있다. 그들의 됨됨이가 다 다른데 '마음을 나누다.'라고 표현한 수련의는 훌륭하다고 생각한다. 말을 나누는 것이 아니라 마음을 나누는 것이 인지증 노인과 커뮤니케이션의 핵심이다.

그렇다면 인지증 노인과 어떻게 커뮤니케이션하는 것이 마음을 나누는 것일까? 인지증의 자연 경과를 보면 기억을 중심으로 한 인지능력 저하로 시작해, 말을 이해하고 자기 생각을 말로 표현하는 능력이 차례로 저하되어, 결국 말조차 못하게 된다. 말을 통한 그들의 커뮤니케이션, 이해·표현이라는 기능도 상식적으로 보면 달라져 간다.

커뮤니케이션이라는 명사에는 커뮤니케이트라는 영어의 동사가 대응하고, 이는 라틴어 communicare에서 유래했다. 여기에는 '정보를 공유한다.'라는 현대인이 이해하는 의미와 함께 '같이 즐기다.'라는 옛 뜻이 들어있고, '즐기다'라는 정동(감정)을 공유한다는 뜻이 숨어 있다. 현재 커뮤니케이션에는 '정동 공유'라는 기능이 어느 정도 남아 있다. 그것이 인지능력이 저하된 사람들 사이에서는 어떻게 작용하는지 해답을 찾기 위해서는, 말을 통한 커뮤니케이션이란 도대체 무엇인지 음미할 필요가 있다.

말의 기원을 생각할 수 있는 예를 소개한다. 에티오피아 고원에 서식하는 겔라다개코원숭이는 수다쟁이인데, 그들의 사회생활에는 몇 가지 특징이 있다. 유닛(가족)과 그 상위 집단인 밴드(마을)로 이루어진 중층구조의 사회이다. 유닛 간, 밴드 간에는 대등·평등하고, 폭력을 사용하지 않는 평화 사회를 형성하고 있다. 믿기 어려운 일이지만 다수의 밴드가 고원에 집합했을 때, 수백 마리의 개코원숭이가 뒤섞여 있어도 폭력사태는 전혀 관찰되지 않는다. 가와이 마사오의 연구에 따르면, 그들에게는 '음성 표상(시니피앙, significant)'과 '의미 표상(시니피에, signifié)'이 결합한 말은 없다. 그들의 '음성'뿐인 커뮤니케이션에서는 '음성'이 '상대를 안심시키고, 달래고, 요청하는 사회관계 조정'에 사용된다고 한다.

개코원숭이들이 '정보'를 전달하는 말이 아니라, '정동'에 호소하는 음성 커뮤니케이션을 사용하는 것이 주목할 점이다. 이 음성 커뮤니케이션을 통해 말썽이 폭력으로 발전하는 것을 방지하고, 동료끼리 연결을 유지한다. 정동에 호소하는 방법은 그만큼 상대의 기분을 진정시키고, 불안이나 분노를 억제해서 결과적으로 평화를 유지하는 데 효과가 있을 것이다. 인간사회에서도 이성 즉, 정보공유형 커뮤니케이션에만 너무 의존할 경우 때때로 인간관계를 손상하는데, 이는 나쓰메 소세키가 "이지에 치우치면 모가 난다."라고 말한 그대로이다.

말이 정보와 함께 정동을 공유하는 기능을 지니게 된 경위를 상상하기는 어렵지 않다. 인류의 선조가 말을 하기 시작하고, 수렵채집으로 살아온 수백 만년 동안 기아의 공포는 만성적으로 있었을 것이다. 정찰에서 돌아온 남자가 "숲 근처에 상처 입은 매머드가 있다."와 같은 정보를 공유할 수 있는가는 식량이 부족한 계절에 생사를 가르는 중요한 일이었다. 이 정보 전달은 '정동'을 동요시킬 수밖에 없다. '고기를 포식할 수 있다, 내가 살 수 있다.'는 전망은 필연적으로 기쁨, 정보 제공자에 대한 감사, 친애, 신뢰를 낳는다.

정보 공유가 이런 감정을 불러일으킨다고 하면, 커뮤니케이션의 오래된 의미에 '함께 즐기다.' '친밀한 관계를 만들다.'가 있는 것도 자연스럽다. 물질적 풍요가 없던 고대에서는, 집단의 존속과 개인의 생존을 위해서는 농밀한 인간관계로 뒷받침하는 공동작업이 필요했다. 친밀함과 신뢰를 강하게 해주는 말의 심리적 측면은 지금보다 훨씬 중시되었을 것이라고 상상할 수 있다. 물론 겔라다개코원숭이의 음성 커뮤니케이션만큼 완벽하지는 않았겠지만.

가짜 대화와 친숙한 동료

그룹홈의 거실에서 몇 명의 여성이 화기애애하게 담소를 나누고 있다. 이들은 알츠하이머병으로 진단받은 사람들로 대화의 내용은 제각각이다.

"남편 따위 귀찮은 존재예요. 그런데 없으면 또 곤란하고……"

"맞아요. 우리 아들이 공인회계사에 합격해서 바빠졌어요."

"어머? 좋은 것 아니에요? 목욕 가운을 입으면 멋지게 보일 것 같아요."

"○○ 씨 힘들었을 텐데. 언제나 △△ 씨라고 말했어요."

얼핏 보기에 대화가 잘 진행되고 있는 것 같지만 논리가 연결되지 않고, 상대방의 이야기를 이해하기보다는 아이들이 게임을 하면서 되는대로 말하는 것과 비슷하다.

인지증 케어에 종사하는 사람들 사이에서 잘 알려진 '가짜 대화', 대화이긴 하지만 정보공유라는 기능이 빠진 커뮤니케이션 형태이다. 하지만 '함께 즐기다.'라는 정동 수준의 커뮤니케이션은 잘 이루어지고 있다. 그녀들이 이야기 내용을 논리적으로 이해할 수 없고 또 바로 잊어버린다는 점을 고려하면, 가짜 대화가 어떻게 성립할 수 있는지 이해할 수 있다.

이렇게 즐거운 정동을 공유하는 경험을 거듭하다 보면, 이성을 뛰어넘는 친밀한 관계가 만들어진다. 구마모토의 국립요양소 기쿠치 병원에서 오랫동안 인지증 환자를 돌보고 관찰한 무로후시 군시는, 이런 친밀한 관계에 있는 사람들을 '친한 동료'라 이름 붙였다. 그들의 관계는 때때로 깜짝 놀랄 만큼 심리효과를 나타낸다.

예를 들어 그룹홈에 적응해 안정된 여성을 오랜만에 집으로 외박 보냈더니, 집에 간 그날 밤 섬망 상태에 빠져서 딸에게 '이 살인자!'라고 소리쳤다. 더는 견디지 못한 가족이 다음 날 그룹홈에 다시 데리고 왔다. 친한 동료들이 "○○ 씨 우리 같이 놀아요."라며 반겨주자, 성난 얼굴을 한 그 여성이 갑자기 온순해지더니 언제 그랬냐는 듯 담소를 나누기 시작했다.

이런 사례는 전국의 여러 시설에서 관찰되는데, 커뮤니케이션이 마음 깊숙한 곳의 정동 영역에서 작용한다는 것을 보여준다.

'이해하는 것'은 어려운 일이 아니다

 가짜 대화에 대해 처음 알았을 때 흥미를 느끼기는 했지만, 나와는 관계없는 현상이라고 생각했다. 하지만 내가 커뮤니케이션에 대한 이해가 얕았다는 것을 얼마 지나지 않아 깨닫게 되었다.
 병동의 간호 스테이션에 들어가면, 분주하게 일하고 있는 간호사와 간병인들에게 '오하요 고자이마스'나 '곤니치와'라고 인사를 한다. 물론 환자 한 사람 한 사람에게 말을 건넨다. 영어로 하면 'How are you?'로 상대방의 상태를 물었겠지만, '곤니치와'를 영어로 직역하면 'Today is!'가 되고, 여기에는 다른 의미나 정보가 들어있지 않다. 그래도 '곤니치와'는 한 명이든 여러 명이든 그곳에 있는 모든 사람에게 나의 '선한 의도'를 전달할 수 있다. 크고 밝은 목소리로 인사하고, 그 사람에게 답례를 받을 때 하나의 정동적 커뮤니케이션이 성립되었음을 체감할 수 있다.
 이런 '선의'를 전달하고자 하는 배려는 의학 관련 학회에서 특히 중요하다. 의사 중에는 나를 포함해 소아적 성격을 지닌 사람이 적지 않다. 또한, 발표자가 자신의 연구성과에 대해 완전한 자신감을 지닌 경우는 드물다. 너무 직설적인 질문은 때때로 악의를 품고 발표자를 공격하는 것처럼 느껴지므로, 질문에 앞서 발표 내용을 칭찬하는 것이 좋다. 아무리 발표 내용에 동의하지 않더라도 일단 칭찬하자. "선생님의 좋은 발표 감사합니다. 매우 인상적이었습니다."와 같은 모호한 표현도 상관없다. 이것은 인간적인 음성 커뮤니케이션으로 이해해야 한다.

처음부터 "그 해석에는 다음과 같은 관점이 빠져 있습니다."라고 말을 꺼내면, 대부분 '개인 공격'으로 받아들이게 된다. 아무리 질문자의 의견이 옳고, 발표자 쪽에 오류가 있더라도 말이다. 질문 내용 자체는 시간이 지나면 잊히지만, '악의가 담긴' 질문을 했다는 인상은 질문을 받은 사람에게 평생 잊히지 않는다. 치매 상태의 사람이 주변 사람에게 호되게 지적받았을 때 발생하는 정동 반응과 다를 바가 없다.

가정에서는 음성 커뮤니케이션이 공기나 물처럼 필수적이다. 회사에 대한 남편의 푸념을 다 들어주고, '이해'해주며, 위로해주는 반려자는 거의 없을 것이다. 가끔이라면 몰라도 항상 비슷한 푸념을 듣다 보면, 결국 질려서 "당신은 도무지 기개가 없어. 우유부단하니까 그렇잖아!"라고 반발하게 되고, 이후의 전개가 어떨지는 불을 보듯 뻔하다. 여기서 중요한 것은 결코 '이해'가 아니다. 오히려 적극적으로 이해하지 않고 상냥한 음성으로 상대방 이야기를 긍정해준다. 이것을 잘 못하는 사람은 아무쪼록 겔라다개코원숭이에게 배우기 바란다. 물론 이해도 하고 잘 들어주는 사람도 있을 텐데, 그런 사람은 한결같이 상대방에게 공감하고 경청하는 것에 투철하다는 장점을 살려 심리치료사가 돼도 좋을 것이다.

미소는 왜 중요한가

커뮤니케이션에서 정동적 측면의 중요성을 설명했는데, 말이나 음성(청각)에 의하지 않고, 시각에 호소해 정동을 유발하는 것도 가능하다.

마주하고 있는 상대가 하품하는 것을 보면, 이쪽도 하품하고 싶어지는 현상을 경험한 사람도 많을 것이다. 그때의 정서는 긴장 풀림, 지루함, 졸림, 지침 등으로 분노, 슬픔, 환희처럼 격렬한 정동은 아니다. 하품의 '피감염자'는 감염될 당시 분노 등의 격정으로부터 해방된 상태에 있다.

인지능력이 저하된 사람이든 그렇지 않은 사람이든 설령 외국인일지라도 상대와 시선이 마주친 순간 미소 지어주면 대부분 상대도 미소로 화답할 것이다. 이것은 나의 경험상 문화적 차이가 없는 보편적인 '반사'이다. 이 반사가 중요한 이유는 윌리엄 제임스(William james)가 지적한 것처럼 표정근육의 운동, 예를 들어 미소 짓는 행위로 '즐거움' '기쁨' 등의 정동이 유발되기 때문이다.

우리는 화낼 이유가 있으니까 화내고, 즐거운 일이 있으니까 미소 짓는다고 생각한다. 그러나 문화인류학자들은 그 반대임을 시사하는 관찰조사를 여러 차례 보고했다. 예를 들어 우투쿠 에스키모가 사는 지역과 남태평양의 어느 지역에서는 '분노'라는 감정이 관찰되지 않는다. 문화심리학적 연구에 따르면, 감정표현이란 각각의 문화에서 수용되고 계승되어 온 각본(script)을 연기하는 것으로 문화를 초월한 보편성은 관찰되지 않는다. 또한, 똑같은 분노라 하더라도 그 정도에는 문화적 차이가 있다. 미국 대학생이 분노하는 방식은 일본 대학생의 분노보다 훨씬 격하고, 지속적이라고 알려졌다.

이야기를 처음으로 되돌려보자. 시각적으로 감정이 전달된다고 하면, 하루를 즐거운 기분으로 시작하고, 그 즐거운 감정을 유지하는 것도 가능하다. 이것은 인지능력이 저하된 그룹홈의 사람이든 평범한 가정의 사람이든 똑같이 적용할 수 있다. 당신과 가까운 사람의 아침 기분을 관찰해보면, 기상 직후에는 어떤 기분으로 하루를 시작할지 아직 정해지지 않은 경우가 있다. 숙면을 취해 상쾌한 기분을 지닌 사람은 행복하겠지만, 그런 사람은 오히려 소수일지 모른다. 오늘 아침은 어떤 기분이 될지 아직 알 수 없는 단계에서, 미소 반사를 일으키게 하는 것은 어렵지 않다.

반사로 즐거운 정동을 만들려는 시도는 아침뿐 아니라 하루 중 어떤 때라도 효과가 있다. 직장, 술집, 공중화장실, 가정 어디든 장소도 관계없다. 오히려 이런 장소는 어떤 종류의 연대의식을 갖기 쉽다는 공통점이 있다. 중요한 것은 반사를 유발할 대상에 대해 일관된 태도를 보이는 것이다(그것은 애정이라 불리는 의지라고 생각한다). 오늘 미소 짓던 상대에게 다음 날 퉁명스러운 언행을 취하는 것은 금물이다. 사람이든 애완견이든 사회생활을 영위하는 포유동물은 상대에게 일관된, 따라서 이해할 수 있는 태도를 기대하고 있기 때문이다.

이렇게 소중한 '정동 유발' 시도는 인지능력이 저하된 고령자에게 거의 100% 적용할 수 있다. 몇몇 개발도상국에서 아이들의 빛나는 미소에 감동한 적이 있다. 미국에서도 남녀노소를 불문하고 매우 높은 확률로 유효했다. 하지만 인지능력 저하가 없다고 자신하는 젊은 일본인 여성에게는 때때로 금기일 수 있다는 점이 안타깝다. 고립되어 불안한 영혼은 모르는 사람에게서 받은 자극을 반사적으로 '괴롭힘'이라고 속단하는 경향이 있기 때문이다.

부시의 '치매 노인' 같은 반응

인지능력이 저하된 사람과 관계를 형성할 때는, '정보 공유와 정동 공유'라는 커뮤니케이션의 이중구조를 항상 의식하고 있어야 한다.

일찍이 현명하고 섬세하던 아버지가 점차 둔해지는 모습을 옆에서 지켜보기란 여간 괴로운 일이 아니다. 조금이라도 늦추기 위해 아리셉트(알츠하이머병 환자의 기억력 유지 효과가 있다.)를 복용시키고, 여러 가지를 가르쳐 주었다(즉 정보를 제공했다). 그러나 효녀의 이런 노력이 효과를 나타내기는커녕 아버지는 매사 귀찮아하고, 그냥 내버려두라는 태도를 보이다 보니 화가 난 딸은 엉겁결에 소리 높여 '질타'한다. 인지능력이 저하된 사람과의 커뮤니케이션은 정동형이란 원칙에서 자기도 모르게 일탈해 버린 것이다.

노인시설과 그룹홈에서의 관찰을 통해 '인지능력이 저하된 노인은 적과 아군을 엄격하게 구별한다.'는 경험법칙을 도출했다. 가짜 대화를 즐기는 '친한 동료' 안에서 "그렇지 않아. 사실은 이것이 옳아." 등 반대 의견을 내면 곧바로 동료에서 제외된다.

그런데 우리는 정동적 반발력이 얼마나 강력한지를 의식하지 못한다. 스스로 치매가 아니라고 확신하는 사람도 결국에는 정동에 따라 움직이는 경우가 많다는 사실을 깨닫지 못하고 있다.

2001년에 발생한 9·11 사건 후 미국의 부시 대통령은 전 세계에 '우리 편 아니면 적 둘 중의 하나(You are either with us or against us)'라는 태도를 밝혔다. 이것은 공황에 빠졌을 때 인지증 노인이 보이는 반응과 완전히 일치한다. 독일, 프랑스 등

EU 소속국의 주요 반응은 '회색의 세계를 흑백으로 나누려 한다.'며 카우보이 외교를 비웃었다. 물론 그들이 옳지만, 부시를 비롯한 미국인이 받았을 충격, 불안, 공포, 분노가 뒤섞인 강한 정동은 경험하지 못했다. '판단능력'을 넘어선 강한 불안, 공포, 굴욕, 분노를 느꼈을 때, 무턱대고 흑백으로 나누려는 충동의 발생은 자연스러운 현상으로 '치매' 여부와 관계없다. 인지능력이 저하된 사람은 문제에 대한 대응능력이 감소한 만큼 공황을 일으키기 쉬울 뿐이다(물론 '친한 동료'에게서 떨어져 '적대적 관계'에 있는 가족 곁으로 돌아간 노인이 보이는 야간 섬망은, 9·11 사건 뒤에 미국이라는 초강대국에서 발생한 섬망과 환각, 파괴 행동과 비교하면 쉽게 받아들일 수 있는 현상이다).

게다가 정보 공유라는 커뮤니케이션의 본래 기능에서 표면에 드러나지 않은 정동이 강하게 작용하면, 정보를 받아들이는 방식에도 영향을 준다는 것을 알 수 있다. 바꾸어 말하면 사람은 정동에 지배되어 자신에게 유리한 정보를 선택하고, 그것을 믿어버리는 경향이 있다. 부시 정권은 이라크에 대량 파괴 병기가 있고, 후세인 정권이 알 카에다와 반미테러행위에 협력했다는 이유로 이라크를 침략했다. 이 정보는 2003년 가을 미국의 조사기관조차 부정한 것인데, 2004년 9월에도 미국 국민의 42%가 사담 후세인이 9·11 사건에 직접 관여했다고 믿고 있었다.

인지증 노인뿐만 아니라, 일상에서도 정동적 커뮤니케이션이 정보적 커뮤니케이션보다 실질적인 효과를 나타내는 현상을 설명할 수 있다. 치욕, 분노, 공포 등의 정동에 호소하는 커뮤니케이션 수단을 통해, 한쪽에서는 종교 원리주의자의 지지를 기반으로 강경파 대통령을 재선시키고, 다른 쪽에서는 종교 원리주의자가 자폭 테러리스트를 양성하고 있다.

 치매 상태의 사람과 '마음을 통하는 것'은 기억, 지남력 등의 인지능력 저하로 발생하는 '불안을 중심으로 한 정동'을 짐작하고, 그것을 잘 달래서 평온한 그리고 가능하면 즐거운 기분을 공유하는 것이다. 그러기 위해서는 세심한 행동학적 관찰에 근거한 개별화된 접근방법이 필요하다. 내가 그들과 연속된 존재이고, 그들은 사실 '나'라는 것을 확신할 수 있어야 한다.

개인사를 묻는다

 나에게 수련의들은 자식보다는 손자뻘에 가까운데, 대체로 솔직하고 또 부지런하다. 솔직하지도 그렇다고 부지런하지도 않았던 나의 수련의 시절을 떠올려보면 내심 부끄러운 생각이 든다. 그러나 너무 순수해서 나의 이야기를 황홀한 표정으로 경청하는 모습을 보면, 종교인의 설교로 최면에 걸린 선남선녀가 눈앞에 떠올라 곤란할 때도 있다.

때때로 가르치는 보람이 있는 사람도 있다. 커뮤니케이션은 정보 공유보다도 함께 즐기는 정동 공유가 중요하다고 설명했더니, "그런데 선생님, '오늘 밤 데이트한다'는 정보를 공유할 수 없다면 함께 즐거워할 수가 없습니다."라고 되받아서, 이 젊은이는 장래성이 있다고 생각했다. 여기서는 수련의에게 가르치는 인지증 환자와의 커뮤니케이션 중 몇 가지 중요한 기법을 알리고자 한다.

인지증 노인과 커뮤니케이션할 때 가장 먼저 필요한 것은, 노인이 지금 사는 '세계'를 아는 것이라고 알려준다. 다음으로 수련의와 의사소통에 필요하다고 생각하는 개인사를 묻는다. 생년월일, 태어난 곳, 초·중·고·대학교 등의 학력, 자신 있는 과목, 친구나 주변과의 관계, 취미, 장래 전공하고 싶은 의료분야와 그 이유, 병력과 그 병을 앓았을 때 생각했던 것, 배운 것, 양친은 건강하신지, 어떤 일을 하시는지, 집에 유전 질환은 없는지, 형제는 몇 명이고, 무엇을 하고 있는지, 할머니·할아버지 중 인지증에 걸린 분이 계신지, 어떻게 치매를 눈치챘는지, 가정 간호를 하고 있는지, 하고 있다면 무엇이 힘든지, 자신은 어떻게 관여하고 있는지 등등.

이미 눈치챈 독자도 있을 텐데, 이것은 환자의 병력, 가족력, 생활력을 묻는 것과 똑같다. 지도의로서 수련의가 어떤

'세계'에서 살아왔는지를 알고, 그에게 자신의 세계가 어떠한지를 새롭게 의식시킨다. 물론 개인사를 물어볼 때는 나름의 배려가 필요하다. 적극적으로 자신의 이야기를 하는 수련의라면 적당히 맞장구만 쳐줘도 이야기가 전개되지만, 망설이는 수련의에게는 내 개인사를 먼저 말해주는 등 서로가 '동류'라는 신뢰감을 조성해야 한다.

이어서 환자의 병력으로 옮겨간다. 입원한 환자는 가족이나 기존에 있던 시설 종사자들이 힘에 겨워한 경우가 많다. 그들이 어떤 행동을 부담스러워했는지를 확인하고, 병동에 입원해서는 어떤 변화를 보였는지에 대한 정보를 수집한다. '도저히 감당할 수 없었다.'라고 가정이나 시설에서 문제 삼는 행동은 대략 다음과 같다.

가정에서는,
(1) 성격이 변해서 이유 없이 화를 낸다. 가족에게 폭력을 행사한다. 때로는 칼을 들이대기도 한다.
(2) 망상이 심해졌다. 배회하고 이웃집 문을 두드리거나 소리 지른다. 음식에 독이 들어있다며 가족이 만든 음식을 거부한다.
(3) 쓰레기나 신문지 등 잡다한 것들을 모아서 방을 가득 채운다(혼자 사는 경우에 많다).
(4) 이물질을 먹거나, 배변 관리가 잘 안 된다. 변을 만진

다. 목욕을 거부한다.

등이 대표적이다.

시설에서는,
(1) 간병에 완고하게 저항하고, 직원에게 폭력을 행사한다.
(2) 야간 섬망이 지속되고, 침대에서 떨어지는 등 잠시도 한눈을 팔 수가 없다.
(3) 이성에 대해 끈덕지게 접근하려 한다.

등으로 역시 시설의 간병능력 한계를 초월한 예가 많다.

수련의에게 반드시 지적해야 할 것은, 위와 같은 이상행동이 발생했을 때 가정과 시설에서 어떻게 대응했는지가 병력 차트에 자세하게 기재되어 있지 않다는 사실이다. 환자에게 직접 병력을 청취하는 것은 객관적이라고 할 수 없으므로, 곁에서 간병한 사람의 이야기를 통해 병력을 구성하는데, 그들이 환자를 화나게 했거나 괴롭혔을 가능성도 고려해야 한다. 왜냐하면 병동에서 특별한 치료 없이 조금 진정하기만 해도 환경에 적응하는 경우가 종종 있기 때문이다.

몸의 위치와 높임말

 침상에 누워있는 사람을 위에서 내려다보는 방식으로는 커뮤니케이션을 원활하게 할 수 없다. 얼굴을 상대의 머리 옆에 가깝게 하고, 귀에 대고 말하는 듯한 느낌으로 천천히 그리고 온화한 어조로 자신을 소개하고, 환자의 상태를 물어본다. 난청인 사람이 많기는 하지만, 귀가 잘 들리는 사람이라면 조용히 속삭이는 편이 소통이 더 잘 되는 경우도 있다. 이때 항상 미소와 여유로운 태도를 보여야 한다.

 수련의에게는 말과 풍습이 전혀 다른 이국 사람을 만났을 때 어떻게 의사소통을 할까를 생각하게 한다. 거기에다 그 사람들은 옛날에 침략당한 경험이 있어, 모르는 사람에 대해 불안과 경계심을 느낀다고 가정한다. 이런 상황에서 언어적 커뮤니케이션의 비중은 줄어들고, 온화한 태도와 미소로 해치려는 의도가 없다는 것을 알려야 한다.

 노인에게 질문할 때는 "밤에 잘 주무셨어요?" "아픈 데는 없으세요?" 등 원칙적으로 '네' '아니오'로 대답할 수 있는 사항부터 시작한다. 그리고 환자와의 첫 접촉에서는 높임말 체계의 이점을 충분히 활용한다. 높임말 사용은 인지능력 저하로 불안을 느끼는 사람에게 자연 치료 효과가 있는 것으로 알려졌다. 일본어는 연장자에 대한 존경을 분명하게 표현할 수 있다는 점에서 동남아시아(자바, 태국, 부탄 등) 언어문화권과 공통점이 있고, 연장자의 긍지를 지키는 심리작용이 있는 듯하다.

고령자가 치매에 걸렸지만 주변증상 없이 사는 오키나와 농촌의 경우 확실한 경로적 언어구조가 관찰된다. "그것 좀 집어줘."라고 연하의 사람에게 명령할 때는 '토레(집어줘)', 동년배나 약간 연상이라면 '토미소레(집어줘요)', 연장자에게는 '토테쿠미소레(집어주십시오)'라고 극히 예를 갖춘다. 무사나 귀족의 그것처럼 정연한 높임말 체계는 아니지만, 노(能, 일본 연극)의 대사에 남아있는 오래된 일본어의 우아함과 아름다움이 느껴진다.

앉은 자세(휠체어 등)의 사람을 대할 때도 누워있는 사람과 비슷하게 접근하는 것이 효과적이다. 의자에 앉아있는(때로는 몸을 고정 당한 상태) 사람 앞에 우뚝 서거나 엉거주춤한 자세로 상대하면 경계할 수 있다. 가장 받아들이기 편안한 자세는 의자를 그 사람 옆에 놓고, 상대가 들을 수 있는 귀 쪽으로 위치를 잡는 방식이다.

여기에는 세 가지 이점이 있다. 첫째, 한 줄로 나란히 있는 위치 관계가 자연스러운 일체감이라 할 수 있는 연결을 만들어 준다. 유치원에 다니는 아이에게 엄마와 함께 있는 그림을 그려보라고 하면, 대부분 엄마와 나란히 손을 잡고 있는 모습을 그린다. 친밀한 사람과의 자연스러운 위치관계는 둘이 함께 같은 방향을 향하는 것이다. 야마다 요코의 연구에 따르면, 물건을 대할 때와 사람을 대할 때는 기본적으로 관계 맺는 방법이 다르다. 물건은 '집기 어려운' 대상인데 반해, 사람은 함께 '노래하는' 것으로 관계를 형성한다. 고립되어 불안한 아이로 돌아간 사람과 나란히 '노래함'으로써 같은 장소에 녹아들었다는 일체감이 생기는 것으로 생각한다. 이때도 당연히 온화하고, 느긋한 말투(노래)와 동작이 필요하다. 아무렇지 않은 듯 손으로 상대의 등을 어루만지는 것이 효과적일 수도 있다.

둘째, 이쪽의 목소리가 들리므로 들리지 않는 경우보다 불안이 적어진다. 난청이 있는 사람은 질투 망상이 많기 때문에, 상대의 목소리가 들리고 '의미'보다는 '따뜻함·선의'가 전해지는 것이 심리적으로 중요하다.

셋째, 천성이 거칠고 흉포한 환자의 경우, 정면에 위치하다 보면 팔을 뻗어 할퀴거나 때릴 수 있고, 때로는 침을 뱉을 수도 있다. 반면에 자신과 어깨를 나란히 한 사람에게 주먹을 휘두르기는 어렵다.

상대방 세계의 비밀번호

고함을 지르고 있는 환자 곁에 다가가 한두 마디 말을 걸기만 해도 환자가 진정되더니 미소를 짓는다. 설명만 들을 때는 반신반의하던 수련의도 놀라면서 "선생님, 제 생각이 싹 바뀌었습니다."라고 말한다.

여기서 예로 든 환자는 베트남 전쟁 중 사진기자로 활약했던 사람으로, 그가 인생에서 가장 보람을 느꼈던 때의 이야기를 지금까지 몇 차례나 들었다(나는 워낙 다른 사람의 인생 이야기를 듣기 좋아한다).★

전혀 말이 통하지 않는 외국의 시골에서 단기간에 언어를 습득하여 현지인과 친해지고, 광견병에도 걸리는 등 실로 활동적인 생애였다. 그런 노력으로 국제적 명성을 얻었으며, 큰 긍지를 지니고 있었다. 그렇다면 중등도 치매 상태라고 해도, 그가 회귀한 세계에 들어가기 위한 비밀번호는 짐작할 수 있다. 소리 지르고 있는 그의 곁에 다가가서, 흰 가운을 입은 우리를 보고 잠시 주춤하는 사이에 이렇게 말한다. "○○ 씨는 국제적으로 유명한 포토저널리스트입니다."라고 수련의에게 소개하기만 해도 그는 미소 짓기 시작한다. 수련의에게는 그가 자랑스럽게 몇 번이고 반복하는 이야기에

★ 인지능력이 저하됨에 따라 기억은 모호해지고, 사건이나 사람 이름을 혼동하는 경향이 뚜렷해진다. 예를 들어, 제2차 세계대전 중 싱가포르에 보도원으로 징용되었다는 이야기와 베트남 전쟁 중 미군 탈주병을 홋카이도를 거쳐 소련으로 도피시켰다는 이야기를 동일시하거나, 죽은 사람이 아직 살아있다는 말을 하기도 한다. 따라서 조리에 맞게 이야기를 재현하는 것은 어렵더라도 개인적 사실을 수집해두면, 그 사람의 세계를 희미하게나마 떠올릴 수 있다.

귀를 기울이도록 했다.

'세계를 여는 비밀번호'라고 하면 아라비안나이트에 나오는 '알리바바와 40인의 도적'을 연상하는 독자들도 있을 것이다. 야구, 골프, 바둑, 원예, 음악, 문학 어느 것이든 자신이 흥미를 느끼는 대상이 화제가 되면, 무의식중에 눈이 빛나고 솔깃해 하는 것은 우리에게도 나타나는 자연스러운 현상이다.

우리에게도 저마다 '세계'가 있다. 하지만 우리와 치매 상태에 있는 사람의 차이는 우리에게는 현실적 감각을 지니고 살아가는 다른 세계가 있는 데 반해, 그들에게는 현재의 '세계'만이 진실이고, 다른 세계는 잿빛 안갯속에 감추어져 있다는 점이다.

병동에 니가타 출신의 환자가 있었다. 전쟁 때 학도병으로 징병 되었고, 종전 후에는 대기업에서 경리 일을 했다. 30세에 결혼하여 슬하에 자녀 한 명, 65세까지 일하고 정년퇴직 후에는 부부가 함께 여유롭게 취미생활을 하며 보내고 있었다. 8년 전 아내가 세상을 떠나고, 4년 전부터 아들과 2세대 주택에서 살고 있었는데, 1년 전부터 인지증을 시사하는 증상이 나타나기 시작했다. 보행이 불안정해졌고, 배설관리도 곤란해졌기 때문에 요양원에 입소했는데, 야간 섬망이 반복되고, 자꾸 침대 위에 일어서려다 떨어져서 병원으로 이송됐다는 것이 대략적인 병력이다.

그는 병동에서 사건을 일으키는 일 없이 진정된 상태였는데, 집회실에 있으면 다른 환자와 어울리지 않고 항상 멍하니 허공을 바라보고 있었다. 갸름한 얼굴에 코가 높고, 서근서근한 눈매를 지니고 있었다. 비밀번호를 찾기 위해 내가 하이쿠(3구 17음으로 된 일본 고유의 짧은 시—역주)를 읊조리자(하이쿠 시인 다카노 스쥬가 니가타 대학교 의학부 교수이기도 했고, 니가타에는 하이쿠가 유행했다.), 반쯤 감겨있던 그의 눈이 갑자기 커졌다. 내가 어렴풋한 기억으로 한 구절을 떠듬거리자 냉큼 다음 구절을 읊는다. 에도시대의 시인 바쇼(芭蕉)도, 부손(蕪村)도 척척이어서, 나는 선생님의 첨삭을 받는 학생 같은 기분이 들었다.

그는 스쥬의 하이쿠 모임에도 참가했으며, '큰 코뿔소의 향을 남기고, 스쥬 가다'가 스승에 대한 그의 추도 구절이었다. 바쇼의 '거친 바다여, 사도섬에 가로놓인 은하수'를 인용하자 "저는 이런 것을 만들었습니다."라며 읊은 것이 '거친 바다의 저녁놀에 사도섬을 두다'였다. 하이쿠에 대해 평가할 능력은 없지만, 그 구절을 듣자 웅대한 광경이 눈앞에 펼쳐졌다.

하이쿠 이야기를 조금 더 하자면, 메이지 시대의 시인 마사오카 시키의 고향으로 유명한 마츠야마 출신으로, 배우였던 90세 노인이 입원해 있었다. 인기가 많았던 것 같다, 40~50세나 연하인 여성들이 병문안을 왔으니 말이다. 초등학교 시절부터 하이쿠를 짓기 시작했다고 했다. 구보타 만타로의 '가을바람이여, 물에 떨어진 하늘의 색'을 인용하자, "응, '물에 떨어진'이란 부분이 좋네."와 같이 하이쿠 시인 풍으로 평가했다. 그에게 작고 매력적인 여성 수련의를 소개하고, 곧바로 조금 전 인용했던 만타로의 구절을 읊자 "응, 내가 자신 있게 만든 구절이지"라고 말했다. 필시 생명력의 원천이 여기에 있을 것이다.

수련의가 치매 상태에 있는 사람의 '세계'를 추정하기 위해서는, 인지증이 얼마나 진행했는지를 알아야 한다. 인지저하가 진행될수록 그 사람의 '인격'은 젊은 시절로 돌아가고, 복잡하게 구성된 그의 세계 역시 유아기를 연상케 하는 단순한 형태로 거슬러 올라간다. 나는 이 현상이 '우리는 왜 인격을 지니고 있을까?'라는 의문과도 관련 있을 것으로 생각하는데, 이에 대해서는 뒤에 다시 이야기하겠다.

장기입소가 가능한 시설에서는 입소자의 경력에 대응하는 다양한 '세계'의 존재를 엿볼 수 있다. 동시에 그 '세계'를 마음의 기반으로 해서 주위 환경에 적응해 간다는 것을 알 수 있다. 무로후시가 보고한 사례를 살펴보자. 배회하고 누군가 자신의 물건을 훔쳐간다는 피해망상이 강해, 다른 입소자들이 멀리하던 '중등도 치매' 고령 여성이 있었다. 우연한 계기로 다도에 조예가 있다는 것을 알았다. 비밀번호는 바로 '다도(茶道)'였다. 요양원에서는 다도회를 열어 그녀가 다도 솜씨를 펼칠 수 있게 했고, 직원과 입소자 모두 거기에 참가했다. 이를 계기로 그녀는 주위 사람들과 연결이 생겼고, 증상은 호전되었다.

내가 아는 나가노 현 농촌의 고령 여성은 밭농사가 바쁜 계절인 봄에는 생기 넘치게 일하기 시작하고, 여름에는 햇볕에 새까맣게 타도록 농사를 지어 이웃집에 나누어준다. 하지만 가을부터 겨울, 농한기가 되면 시간에 대한 지남력을 잃고, 피해망상도 나타났다.

이런 관찰 사례들을 보면, 어떤 사례이든 인간이 인격적 통합을 유지하면서 살아가기 위해서 '자신' '긍지' '자존심'이라는 현재의 '자아'를 지탱하는 심리작용 또는 '자아 방어기제'가 작동하고 있음을 알 수 있다. 이는 통상 의식하지 못하는 심층의식에 속하는 작동으로 해석할 수 있다. 따라서 수련의에게는 인지증 환자를 만날 때 최대한 경의를 표하며 다가가는 것이 가장 '자연'스럽고 또 실제적인 태도라는 것을 되풀이해 가르치고 있다.

제4장

허구로 만든 세계에 살다

그들의 세계

사회생활을 꾸려갈 수 없을 정도로 기억과 인지능력이 저하된 사람들의 '세계'란 어떤 것일까? 이미 인지능력에 장애가 있다는 것을 자각하는 나는 이 주제를 다룸에 있어 독특하고, 적절한 위치에 있다(어쨌든 그들의 세계의 입구에 서서 뒤를 돌아보고 현장보고를 하는 상황이므로).

수련의에게 기억과 인지 기능이 저하된 사람의 세계를 해석하는 사고과정을 설명해 주는데, 거기에는 몇 가지 해석상의 원칙이 있다(여기서 '원칙'이란 내가 편의상 채용하고 있을 뿐, 그 이상의 의미는 없다).

[환경세계]

사람은 똑같은 환경에 사는 것처럼 보이지만, 각각 다른 의미를 찾아내서 자신만의 '환경세계'에 살고 있다(다음 절에서 설명한다).

[최소 고통]

사람은 주어진 환경에서 본인에게 가장 고통이 적은 상태로 살아가려 한다. 만약 현재 많은 고통이 있는 상태라면, 더 고통이 적은 상태로 자신을 변화하기 위해 노력하는 '적응'의 힘이 작용한다. 반대로 고통 없이 살 수 있다면 사람은 공부하지 않고, 일도 하지 않는다. 일하지 않아도 굶주리지 않는 사회라면 니트족(취업할 의욕 없이 주로 아르바이트로 연명하는 집단.—역주)과 프리터(아르바이트나 파트타임으로 생활을 유지하는 사람들.—역주)가 증가하는 것이 당연한 현상이라는 해석이 성립한다.

[근본 번뇌]

사람에게는 자신을 중심으로 세상이 존재한다는 생각이 자리 잡고 있는데, 그것을 깨닫지 못하고 있다. 대승불교의 심층심리학인 유식(唯識)에서는 말나식(manas識)의 근본 번뇌를 '무명(無明)'이라 부르는데, 인지능력이 저하되면 어느 단계까지는 번뇌가 심해지는(亢進) 것처럼 보인다(유식의 심층심리학에 대해서는 다음에 간단히 설명하겠다).

환경과 환경세계

나와 수련의가 병동 집회실 겸 식당의 벽 근처에서 이야기를 나누고 있었다. 몇 명의 환자가 휠체어에 앉아 탁자를 둘러싸고 있거나, 소파에 앉아서 TV를 보고 있었다. 멍하게 허공을 바라보는 남성과 끊임없이 무엇인가를 중얼거리는 여성도 있었다.

"수련의 선생님, 우리는 지금 같은 방에 있으니까 같은 환경에 있는 것이죠?"

"네, 그렇다고 생각합니다."

"그러면 우리는 같은 세계에 있는 것인가요?"

여기서 대다수 수련의는 난처한 표정을 짓다가 곧 "아니요, 그렇지는 않은 것 같습니다."라고 정답을 말한다.

생태학자 윅스퀼(Jakob Uexküll)은 '환경'과 '환경세계'는 다른 것이며, 같은 환경에 살고 있다 하더라도 생물에 따라 그 환경에서 찾는 의미가 다르다고 주장했다. 잘 알려진 예가 '짚신벌레'의 세계이다.

짚신벌레는 몸의 겉면에 난 미세한 섬모로 물속을 헤엄쳐 다닌다. 그러다 무언가에 부딪혔을 때 그것이 먹을 수 없는 것이라면 멀어지고, 반대로 먹이인 부패 박테리아면 먹는다. 짚신벌레의 세계는 '먹을 수 있는 것'과 '먹을 수 없는 것'으로 이루어진다. '세계를 허구(虛構)하다.'라는 문구를 실감할 수 있다.

더 와 닿는 비유를 들어 보겠다. 들판에 아름다운 화초가 있고, 소녀는 가슴에 장식하려고 꽃을 꺾었다. 이때 꽃과 줄기는 장식품이다. 하지만 꽃과 지면을 왕복하는 개미에게 꽃줄기는 자신이 다니는 길이고, 꽃줄기에서 액즙을 공급받아 거품집을 만드는 거품벌레 유충에게는 건축재료이며, 화초를 먹는 소에게는 먹이가 된다. 앞 장에서 나온 일수사견(一水四見)의 비유처럼 같은 환경이라도, 그 환경이 갖는 의미 즉, 환경세계는 전혀 다를 수 있다.

이것은 사람에게도 마찬가지이다. 아이를 좋아하는 사람에게 아이, 그리고 이성에 끌리는 청년에게 젊은 여성은 특별한 존재이다. 반면에 내가 아는 성공한 사업가는 이렇게 말한다. "여자나 아이와 수다를 떤다고 돈이 되지는 않는다."

윅스퀼은 모든 생물에게는 "오직 주관적 현실만이 존재하며, 환경세계만이 주관적 현실이다."라고 결론지었다. 생물은 환경 속의 무수한 잠재적 자극 중에서, 그 생물 고유의 수용기(receptor)에 맞는 것만 추려내서 반응한다. 맞지 않는 자극은 무의미하고, 존재하지 않는 것과 다를 바 없다. 기억력과 물건을 인지하는 기능이 저하된 사람이 경험하는 환경세계는 틀림없이 무언가 달라졌을 것이다. 윅스퀼은 이 점에 대해서도 참고가 되는 관찰연구를 했다.

보고 싶은 것을 본다

웍스킬은 '보는 것이 아니라 보고 싶은 것'과 같은 현상을 '탐색상(探索像)이 지각상(知覺像)을 지워버리다.'라고 표현했다. 알기 쉽게 말하자면, 보고 있는 것 대신에 보고 싶다고 생각하는 것을 본다는 이야기이다. 그에게는 이에 관한 개인적 경험이 있었다.

웍스킬은 친구 집에 잠시 머물고 있었다. 점심시간에는 항상 도자기로 된 물주전자가 탁자 위에 있었는데, 어느 날 하인이 실수로 깨뜨려 유리 물주전자로 바꾸어 올려두었다. 그는 평상시처럼 물주전자를 찾았는데, 그때 유리 물주전자는 눈에 들어오지 않았다. 친구에게 물이 항상 있는 그 자리에 있다는 이야기를 듣고 나서야 유리 물주전자가 눈에 들어왔다. 이것은 이른바 '봐도 보이지 않는다.'라는 현상이다. 무엇인가를 보고 그것을 인지하기 위해서는, 보는 사람이 '의도한 이미지'와 '보이는 것의 형상'이 일치해야 비로소 가능함을 시사한다. 여기서 '의도한 이미지'란 철학자 프란츠 브렌타노(Franz Brentano)가 말한 '지향성'(intentionality)과 같은 의미일 것이다.

하지만 바로 전에 보거나 들은 것도 기억하지 못할 만큼 기억력이 저하되면, '의도한 이미지' 자체가 모호해지고, 그 결과 신경심리학자 야마도리 아츠시가 '주의장애'(confusional

state)라고 부른 것과 비슷한 상태가 된다. 즉 무엇인가 '의도'
는 있지만, 어떤 대상에 대해 '주의'를 지속할 수 없다.

또한 '의도'가 남았더라도 이미지 자체를 잊어버리면, 두
가지 상황이 일어날 수 있다. 첫째, 무언가 보여도 의미 없는
배경의 일부가 돼버린다. 전차 승차권을 손에 쥐고 있는데
도 그 사실을 잊어버리고 가방 속을 찾는 경우, 손에 쥔 승
차권은 보이지만 보이지 않는 것이다. 둘째, 자신이 이전에
살던 환경에서 형성되고 의도된 이미지로 현재의 환경을 뒤
덮어 버린다.

환경세계에서 어떤 생물은 자신이 살기 위해 의미 있는
자극을 '선택적'으로 취사선택하고, 무의미한 자극은 거부
(무시)한다고 앞에서 설명했다. 그 단순한 예가 짚신벌레인데,
여기에서 '의도'란 생물이 환경세계에서 활용하는 '선택성'
이라 할 수 있다. 물론 사람은 주위 사람과 함께 사회생활을
영위해 나가는 존재이므로, 사람의 행위는 짚신벌레의 그것
과 비교할 수 없을 정도로 복잡하다. 하지만 궁극적으로는
생존에 필요하다고 느끼는 것에 선택적으로 주의를 기울여
야 하며, 그것이 바로 '의도한다'는 것이다.

말로 세계를 형성한다

치매병동의 집회실을 자신이 일했던 공장이라고 굳게 믿는 환자가 있다. 앞에서 이야기했던 주의장애라 불리는 현상으로 예전에는 '착란상태'라고도 했다.

나는 치매 상태에서 관찰되는 주의장애와 비슷한 현상을, 그 사람이 '의도한 이미지'가 현실의 환경을 뒤덮어 자신만의 환경세계를 만들어낸 상태로 해석한다. 실제로 침대와 주사기, 의사와 간호사가 바로 곁에 있는데도, 아무렇지 않게 "우리 집이다."라거나 간호사를 "자신의 딸"이라고 말하는 경우가 있다.

아보 준코는 이런 사람들의 언동(言動)을 매일 자세하게 행동과학적으로 관찰했다. 아오모리 현의 공립 정신병원 치매병동에서의 이야기를 요약해서 소개한다(여기에 등장하는 사람들은 대부분 중등도~중증의 지능저하가 있다).

[C씨 82세 여성]

남편과 사별 후 스스로 회사를 꾸려나간 번듯한 여성. 휴게실 중앙에는 다다미가 있고, 한가운데에는 낮잠을 자는 사람, 다다미 가장자리에는 몇 명이 앉아서 담소를 나누거나 멍하니 앉아있다. 그녀도 거기에 앉아서 옆의 노인과 이야기하고 있었는데, 물론 실속 있는 내용은 아니었다. 관찰자(아보)가 넌지시 몇 가지 물어보자 "마을회관에 모여있는 사람들은 그런 복잡한 이야기 몰라요."라고 말한다. 그녀에게 다다미는 자신이 살던 지역의 '마을회관'이다.

또한, 복도를 걷다가 마루의 바닥 무늬 모양이 바뀌는 곳까지 오면, 자신이 살던 마을이 있는 지역에 도착했다고 한다. 복도에 있는 소화전의 빨간 램프를 가리키며 "역전이네. 거의 다 왔어."라며 미소 짓는다. 그리고 병실 문을 열려고 하지만, 항상 자물쇠가 채워져 있으므로 당연히 열리지 않는다. "어라? 열리지 않네. 그럼 2층으로 가볼까?"라고 중얼거리며 반대쪽으로 걸어가다가 간호사를 만나자 "2층에 카디건을 두고 왔어."라고 말했다.

그녀에게 병동의 휴게실과 병실, 복도 등은 이전에 살던 마을의 축소판이다. 즉 그녀는 추워서 카디건을 가지러 마을회관에서 자신의 집으로 향했는데 문이 잠겨 있어 들어가지 못했다. 그리고 간호사는 곤란할 때 도와주는 존재이다.

그뿐만이 아니다. 그녀는 휠체어에 앉아 있는 81세 K씨를 자신의 남편이라 생각하고 있었다.

그런데 꽤 미남인 K씨를 다른 여성 S씨(결혼력 없음)도 자신의 남편이라 생각하고 있었다. K씨가 다다미 위에서 S씨의 무릎을 베고 있고, S씨는 사랑스럽게 K씨의 얼굴과 머리를 어루만지고 있다. C씨는 둘 근처에서 관찰하고 있다. C씨는 S씨를 남편(K씨)이 이전에 데리고 있던 첩으로 생각했고,

최근 금전적으로 곤란해지자 돈 때문에 옛정을 핑계로 다시 찾아온 뻔뻔한 여자라면서 S씨를 노려보았다.

기억력과 인지능력 저하가 우리가 체험한다고 믿는 환경세계와 완전히 다른 환경세계를 창조한 것이다. 이 사례는 '일수사견(一水四見)'이 비유에 그치지 않고 현실이라는 것을 시사한다. 그래도 그 세계는 이해할 수 있다.

근대기호학의 창시자 소쉬르(Saussure)는 말의 기능을, 아무 모양도 없는 모래땅 같은 세계에 그물코 모양을 만드는 것(분절화, 구분화한다)에 비유했다. C씨가 말하는 환경세계도 말의 세계 형성 작용으로 나타난 세계상이다. 그녀의 경우 세계를 구성하는 그물코 속의 의미 내용이 우리가 공유하는 의미 내용과 분명히 다르므로, 그 허구성이 두드러진 것뿐이다.

어떤 공간을 C씨는 마을회관, 관찰자는 다다미라고 생각하지만, 세계를 말로 '분절(구분)'하는 조작이라는 점은 둘 다 같다. 또한 (남편을 잃은) C씨는 다른 남성을 자신의 '남편'이라 생각해 그녀 나름으로 돌보고 있다. 다른 여성이 '남편'과 꼭 붙어 다녀도, 이전 첩이니까 어쩔 수 없다며 용서한다. 즉 사회생활에서 연결의 기본이 되는 부부라는 구분화는 이루어지고 있다.

위 사례에서 기억과 인지능력 저하가 상당히 진행되더라도, 사회적 동물인 사람은 사회적 단위로서의 집, 마을회관,

공장, 부부, 동료로 분절하는 '의도'를 계속 유지하고 있음을 알 수 있다.

최소 고통의 원칙

아보의 보고는 내가 아는 한 가장 훌륭한 치매 노인 사회에 대한 관찰기록이다. 거기서 눈에 띄는 것은 이 사회의 따뜻함이다. 자신이 남편이라고 믿는 남성이 다른 여성과 사이 좋게 지내고 있는데도(이 여성도 자신이 그 남성의 아내라 생각하고 있다.) "남편의 옛날 첩이 뻔뻔하게 돈을 구하러 찾아왔다."라고 말할 뿐 TV 드라마처럼 요란한 드잡이는 없다. 아보는 위 사례를 포함한 다양한 관찰로부터 몇 가지 시사점을 도출했다.

첫째, 치매 상태 사람들의 병동 생활은 젊은 시절 생활의 '재현'이 아니라, 그들 자신이 '스스로 구성한 허구의 현실'을 지금 살아가고 있다.

둘째, 관계없는 사람을 자신의 남편 또는 아내라 믿는 인간관계의 형성은 자기가 '자기 자신임을 확인시켜 주고 있다'.

셋째, '첩'이 '남편'과 애정행각을 벌이는데도, 화내거나 질책하지 않는 일방통행적 관계에 만족하고 있다. 왜냐하면, 이 허구적 인간관계를 파괴하는 것은 '감정에 치우쳐 자기 자신임을 확인시켜 주는 아내 또는 남편'이란 존재를 잃는 것이기 때문이다. "치매 노인들은 어떤 일에 너무 깊게 빠져들면, 모처럼 만들어낸 가상현실 세계가 소멸하고 만다는 것을 잘 알고 있는 듯하다."(아보)

훌륭한 해석이라고 생각한다. 인간은 고통이 더 적은 상태를 선택한다는 최소 고통의 원칙이 여기에도 작용하고 있다.

그런데 치매 노인은 어느 심리영역에서 고통의 정도를 인식할까? 표층의식에서의 논리와 추리는 이미 저하되어 있으므로, 그들이 고통의 정도를 인식한다면 '감정으로 자신을 분명히 확인시켜주는' 정동이라는 심층심리 영역일 것이다. 즉 그들은 주변 사람과의 관계가 실질이 모호하더라도 형식이 갖추어져 있다면 정동적 고통은 적어 보인다. 정동적 커뮤니케이션은 참으로 심오하다.

'믿어버림'을 받쳐주는 심층의식

전혀 모르는 사람을 자신의 배우자로 믿어버리는 일은 기억과 인지능력이 유지되고, 그에 따라 피드백이 이루어지고 있다면 발생하지 않는다. 보통의 지능을 유지하여 사고와 인식을 영위하는 표층의식이 확실히 작동한다면, 그런 일이 발생하지 않는다는 것이다. 그렇다면 '믿어버림'의 배경에는 심층의식이 작용한다고 상정하는 것이 자연스럽지 않을까?

이 현상을 설명하기 위해 가장 적절한 심층 심리이론인 불교의 '유식(唯識)'에 관해 간단하게 설명하겠다. 유식에서는 우리의 오감(시각, 청각, 촉각, 미각, 후각)과 의식이라는 표층(表層)까지 6가지 정신 감각 작용 외에, 심층의식(무의식) 영역에서의 두 가지 작용을 상정하고, 그것을 아라야식, 말나식이라 부른다.

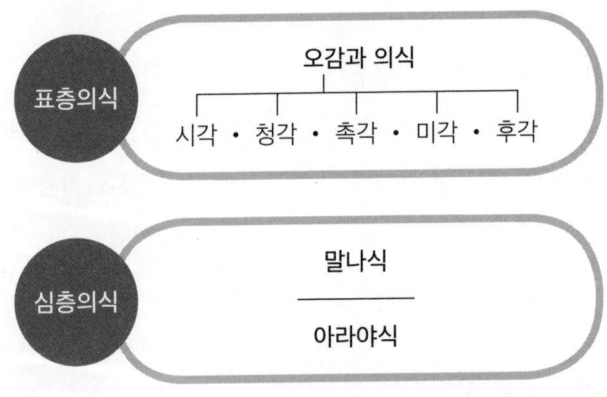

'식(識)'이란 쉽게 말해서 마음의 작용이라 할 수 있다.

첫 번째로 아라야식은 심층의식의 최하층에 존재하며, 자기와 자기 이외의 모든 존재 즉, '세계를 허구'하고 있다. 주체(자기)가 있고, 객체(대상)가 있다는 인식의 기본구조는 '심리적 허구·허상에 불과하다.'는 것이다. 아라야식은 심층의식에서 작동하므로, 주체(자기)의 인식이 아라야식에 의해 가짜로 만들어졌다는 사실을 깨닫지 못한다. 모든 생물은 그 허구세계(환경세계)를 현실 세계라고 생각한다는 것이다.

아라야식이 세계를 허구하는 작용은 정보의 종자로서 저장된다. 아라야식을 '정보집적체'라고 의역하는데, 정보는 '생명정보 전달'과 '생명 유지' 기능과 관련되어 있다. 우리가 눈을 뜨고 있을 때나 잠들어 있을 때나 호흡·순환·소화 등의 생명활동은 유지되고 있다. 생명활동을 유지·전개하는 정보는 부모에게서 전달받아야 한다. 생명과학의 발전으로 생명 유지 작용과 생체의 형질 발현에 관련된 정보는 유전자에 집약되어 있다는 사실이 입증되었다. 유식 사상가들은 명상을 통한 자기 관찰로 1,700년이나 앞서 아라야식에 '집적된 정보군'이 있다는 것을 추정한 것이다.

두 번째로 아라야식의 종자는 기억된 정보원(情報源)으로서 현재의 인식과 행동에 영향을 준다. 한편, 우리의 오감과 의식, 거기에 말나식까지 칠식(七識)을 사용한 현재 행위(現行)의 영향은 거꾸로 아라야식에 종자로서 각인된다. 이 과정은 꽃의 향이 배어드는 것과 비슷해 '훈습(薰習)'이라고 한다. 현행과 훈습이 반복하는 상호영향은, 한순간 생겼다가 없어지고 일어났다가 사라지는 활발한 순환과정을 통해, 행위는 종자로서 기억되고, 기억은 곧 다음 행위에 영향을 준다.

행위와 종자의 상호영향은 커뮤니케이션의 정보와 정동

이라는 이중 자극 작용에서도 관찰할 수 있다. 인지증 환자에게 강한 정보자극을 주면 '정보'로 이해하지 않고, 불안이나 분노를 일으키는 정동 자극의 종자로서 확고하게 훈습된다. 따라서 불쾌한 정동 자극을 계속 주는 가족은 결국 공격이나 망상의 대상이 되고, 그것이 심해지면 '살인자' '도둑'으로 변신하게 되는 것이다.

한편, 말나식은 아라야식의 작용을 받아서 그것을 자아(나, 나의, 나에게)에 대한 집착으로 오염시킨다. '자아에 대한 집착'이라는 오염을 '근본 번뇌'라고 부른다. 이 심층심리작용을 분석하면, 자기(자아)라는 '실체'가 있다고 믿어버리는 것(我見), 자기 본위로 믿어버리는 것(我慢), 자기에 애착·집착하는 것(我愛), 거기에다 실제로는 그런 자아가 존재하지 않는다는 사실을 깨닫지 못하는 것(我癡 또는 無明)으로 이루어져 있다. '나'를 '나 이외'와 엄격하게 구별하고, 무엇을 하든지 자기에게 집착하며, 자기 본위로 자기가 영속적 존재라는 심층의식이 항상 작동하고 있다는 것이다. '말기암'을 선고받아 머릿속이 하얘질 정도의 강한 충격은 '나'에게 고지될 때에만 발생한다. 아무리 친한 사람일지라도 '나 이외'의 사람이 말기암 선고를 받는다면 그 정도의 충격은 느끼지 못한다.

아보가 보고한 '믿어버림'이라는 일방통행적 인간관계 형성방식에서도 아라야식과 말나식이라는 심층심리의 작용을 관찰할 수 있다. 살아가기 위해 나름의 세계를 허구로 만든다. 실제 부부가 아닌데 부부라고 믿는다. '나'에게 남편이나 아내가 있다는 허구는, 냉엄한 인생에서 신체의 일부인 것처럼 받아들이기 쉬운 실감일지도 모른다. 오랜 기간 함께 살아온 배우자가 사망했을 때의 상실감, 공허함을 '구멍이 뻥 뚫렸다.'라고 표현한다는 사실이 그것을 시사한다.

　동시에 '믿어버림'이 어디까지나 '자기 본위'라는 것에 주의를 기울여 보자. 일반적으로 치매 남성은 긍지가 강하고, 인간관계를 맺는 데 서툴며, 고고함을 지키는 경우가 많다. 군대 대장이었던 사람이 인지증으로 입원했을 때, 의사가 병실 입구에서 "대장님, 들어가겠습니다."라고 거수경례를 해야 들어갈 수 있었다고 한다. 어떻게 보면 긍지나 자부심이라고도 할 수 있지만, 유식(唯識)에 적용해보면 자기가 지금도 대장이라는 믿음(아견), 위대하다는 생각(아만), 그런 자기를 깨닫지 못하는 아치(무명)의 표현이라 할 수 있다.

생각이 낳은 허구 현실

　그렇다면 인지증이 있는 사람들과 (아직 그렇지 않은) 우리가 세계를 허구할 때, 각각의 세계는 완전히 불연속적이고 이질적일까?
　짚신벌레가 '먹을 수 있는 것'과 '먹을 수 없는 것'으로 세계를 구분하는 것처럼, 세계 허구는 그 생물의 생명유지와 표리일체(表裏一體)이다. 먹을 수 없는 것을 먹을 수 있는 것으로 잘못 허구해 버리면, 그것은 곧 생명의 단절로 이어진다. 사람이라는 사회적 동물은 사회의 구제작용이 있으므로 짚신벌레만큼 혹독한 상태까지 가지는 않지만, 인지증 환자가 허구하는 세계에서도 비슷한 생명유지적 의미(그 결과 최소 고통적)가 있다는 것은 분명하다. 그렇다면 인지능력이 저하되지 않은 사람은 어떨까?

이라크에서 미군 사망자가 4,000명을 넘어선 2006년 여름 어느 날, 하루에만 14명이나 사망했다는 소식이 전해졌다. 하루 희생치고는 너무 많았다. BBC(영국국영방송)가 한 전사자의 아버지와 인터뷰를 했는데, 부친은 침통한 표정으로 이렇게 이야기했다. "우리 아들의 죽음은 비극적이지만, 가치 있는 것이다. '9·11'을 일으킨 사담 후세인 등의 테러리스트와 맞서 싸우는 대의를 위해 죽은 것이다." 그런데 '9·11'은 알 카에다에 의한 범행이고, 후세인과는 관계없다는 것을 이 사건이 발생하기 2년 전 미국 스스로 인정했었다.

제2차 세계대전 후 일본이 전쟁에 승리했다고 믿는 '가치구미'라는 일본인 그룹이 브라질에 존재한다는 BBC의 최근 보도는, 현재에도 그와 동일한 세계 허구가 존재한다는 것을 알 수 있다. 부친의 자기확인적 심리는, '아들은 대의를 위해 죽었다.'라는 형식만 갖춰지면, 세계를 분절하는 그물코의 내용이 '허구 현실'이더라도 상관없다는 것이다. 앞으로도 그가 '가상현실 세계'를 스스로 부수는 일은 없을 것이다.

현실을 구성하는 경험

"사람들은 바깥 세계에서 보는 것, 듣는 것, 만지는 것이 현실을 구성한다고 생각한다. 하지만 뇌는 보고 듣고 만지는 지각을 과거의 경험에 근거하여 조립한다."

이것은 아보의 '치매 노인이 만든 세계'에 대한 해설이 아니다. 하버드 대학교의 신경생리·심리학 교수인 스티븐 코슬린(Stephen Kosslyn)이 보통 사람의 인지 메커니즘에 관해 주장한 것이다.

"지각이 기대에 따라 좌우된다는 인식이 인지 연구의 기본이다."

이 역시 웍스퀼의 발언이 아니다. 오리건 대학교의 신경과학자 마이클 포스너(Michael Posner)의 주장이다.

이 두 발언 모두 아라야식과 말나식의 작용을 생각나게 한다. 바깥 세계를 인식할 때 지금까지 종자로서 훈습되어 온 기억과 거기에 더해 자신이 품고 있는 여러 번뇌의 영향을 받을 수밖에 없다. 게다가 번뇌가 작용하고 있다는 심리적 사실을 전혀 깨닫지 못하는 무명(無明)이 있다. 최첨단의 신경심리학이 그 옛날 통찰을 통해 나온 인식론의 정당성을 추인한다고 볼 수 있다.

'사람은 보고 싶은 것을 본다.'는 현상은 신경생리학자 외에 철학자 중 일부도 받아들이고 있다. 자기발생적 시스템(autopoiesis system)에 대한 논의가 대표적인 예로, 신경시스템을 모델로 그 구조와 기능의 논리를 구성한다. 가와모토 히데오는 자기발생적 시스템이란 스스로 구성요소를 산출하고, 그 구성요소가 다시 시스템을 구성하며, 또다시 시스템이 구성요소를 산출하는 순환을 반복함으로써 존재하는 것이라고 설명했다.

난해한 시스템론에 대해서는 이 이상 파고들지 않겠지만, 주목할 점은 자기발생적 시스템이 신경시스템을 모델로 하고 있기 때문에 신경계 작동과 흡사하다는 것이다. 신경시스템은 외부의 자극을 수용하고 그에 반응하는 것이 아니라, 반대로 자신의 능동적 활동으로 시각상을 구성한다는 점이 중요하다. 이를 지지하는 인지생리학적 실험이 여러 가지 있다. 비둘기의 색상 지각에 대한 마투라나(Maturana)의 연구를 보자.

비둘기의 망막에 작은 전극을 심고, 비둘기 눈앞에 여러 가지 색종이를 두면, 그에 대응해 전극 부근의 뉴론(neuron)에 전기적 활동이 관찰된다. 그러나 빛 수용기(receptor) 뒤에 위치한 신경절세포의 활동은 빛의 물리적 특성과 스펙트럼의 에너지에 대응하지 않는다. 따라서 빛의 물리적 특성에 따라 신경시스템이 활동한다는 가설 즉, 외부자극에 대응하는 내부반응이란 도식은 성립하지 않는다.

우리 스스로 시험해 볼 수 있다. 사랑하는 사람의 얼굴은 항상 보고 싶다. 지금 눈앞에 부모님이나 연인이 없더라도, 눈을 감으면 즉시 얼굴을 떠올릴 수 있다. 나의 의식을 나타내는 심적 시스템은 외적 자극에 대응해 작동하는 것이 아니라, 스스로 산출적 작동을 반복하고 있다.

입력이 없어도 계속 작동한다는 것은, 외부 자극에 의존하지 않고 순전히 내적 의향에 따라 발생한 감각(환각)과 구별할 수 없게 된다. 어떤 것을 매우 보고 싶다고 염원하면 실제로 그것을 볼 수 있다. 그렇다면 아래에 제시한 환각(환시) 사례도 이해할 수 있을 것이다. 다만 이것은 생각만 해도 보이는 곤혹스러운 예이다.

[E씨, 65세 여성]

대학교수. 산책 도중 넘어지면서 머리를 부딪쳐 입원했다. 의식을 잃지는 않았는데, 병실에 들어가서 공중에 작은 먼지가 떠다니는 것을 보고 '깨끗해 보이지만, 사실은 깨끗하지 않은 것 아닐까?'라고 생각한 순간, 벽지와 천장의 도료가 부슬부슬 떨어져 내리는 것처럼 보였고, 커튼 뒤에서는 쥐가 보였다. 벽과 천장이 원래대로 돌아간 후 '방이 너무 적막하네요. 식물이라도 있으면 좋겠는데.'라고 생각했더니, 바로 방구석에 관엽식물이 나타났다. 그리고 손녀 생각을 했더니 천장의 형광등 쪽에 손녀가 아끼는 인형이 나타났다.

"생각한 것이 환각으로 나타나요." 그녀는 자신의 상태를 알았지만, 알았다고 해서 환각이 없어지지는 않았다. 그러다 무심코 '불단(佛壇) 문을 닫지 않고 왔네.'라는 생각을 해버렸고, "이런! 떠올려 버렸네요!"란 말을 내뱉기 무섭게 침대 옆 책상 속에 불단이 나타났다. 그것도 책상 치수에 맞게 '축소'되어서 말이다.

위와 같은 환시는 눈을 감으면 보이지 않았고, 2일 정도 지나자 소멸했다.

코슬린이 주장했듯이 뇌가 그 의향에 따라 과거의 경험에 근거해 지각을 구성한다면, 시각 이외에 청각, 촉각으로도 발생할 수 있는 현상이다. 졸저 『치매의 철학』을 요약해 인용하겠다.

[F씨, 79세 여성]
교토 근처의 농가에서 태어나, 초등학교를 마친 후 26세까지 가업을 도왔으며, 성격은 온화하고 솔직하다. 초혼에서 자녀 한 명을 얻었고, 남편과 사별한 후 58세에 재혼했다.

남편에게는 세 명의 성인 자녀가 있었는데, 실제 생활은 남편과 둘이 살았다.

4년 전부터 건망증이 심해지고, 물건을 도둑맞았다는 망상이 나타났다. 처음에는 남편이 간호했는데, 남편이 병으로 입원하면서 의붓딸이 마쓰자와 병원에 모시고 왔고, 치매병동에 입원했다. 입원 시 평가한 하세가와 치매 척도에서 중증 지능 저하를 보였지만, 일상생활에서의 자립도는 높았고, 가사도 본인이 했다고 한다. 인격 수준도 유지되고 있었고, 언어 이해력, 언어기능 모두 양호했다. 오래된 일은 잘 기억하지만, 최근 기억에 대해서는 중증 장애가 있었고, 때와 장소와 관련된 지남력이 떨어져 있었다. 예를 들어 "여기가 어디인가요?"라고 물어보면 '교토 부 소라쿠 군 ○○ 마을'이라고 대답했다. 의사와 간호사를 구분할 수 있었고, 뇌 CT에서는 아직 뚜렷한 위축은 없었으나, 임상 경과 양상으로 알츠하이머형 노인성 치매로 진단했다.

입원 당일 그녀는 몇 번이고 퇴원하고 싶다고 했는데, 직원이 적당히 말을 받아주는 정도로 대하자 온화하던 표정이 굳어졌다. 청소부가 일을 마치고 돌아갈 때 함께 병동을 나서려고 했다. 누구냐고 물어보면 자기는 환자가 아니라 환자 가족이라고 우기며 병동을 빠져나가 집으로 돌아갔다. 의붓딸에게서 연락을 받고, 의사와 간호사가 찾아가서 "보건소에서 왔습니다."라고 하니, 경계 없이 방에 들여보내 줬고, 서로 얼굴을 봤는데도 그들을 알아보는 기색이 전혀 없었다.

방에는 이부자리가 깔렸고, 그 위에 이치마츠 인형(사내아이 모양의 나무인형 – 역주) 두 개가 눕혀져 있었다. 의사가 꾀를 내어 "남편분의 상태가 안 좋아져서 사모님을 모시러 왔습니다."라고 하자, 그녀는 "그럼 잠깐 기다려주세요. 애들 밥을 챙겨줘야 하니까."라면서 인형에게 식사를 주는 흉내를 냈다. 그러고 나서 그녀는 데리러 온 사람들과 함께 병원으로 돌아왔고, 아무 일도 없었던 것처럼 다른 환자들과 식사를 시작했다.

하지만 그 후에도 저녁 무렵이 되면 계속 집에 가고 싶다는 요구를 했다. "어머니가 있으니까 (교토로) 돌아가야 해요. 전화 좀 해주세요." 저녁 식사 후에는 다른 병실을 찾아다녔고, 어떤 병실의 남성 환자를 자신의 남편으로 믿어버리고 함께 자려고 했다. 간호사가 설명을 해주었지만, 이해하지 못하고 흥분해서 폭력을 쓰려고 했다. "남편이 와서 함께 자려고 하는데 왜 그래!"라고 소리치던 중 섬망 상태에 빠졌다.

F씨를 데리러 간 의사의 말에 따르면, 인형을 몇 번이고 쓰다듬고 품에 안았다고 한다. 인형 옷은 손때로 덕지덕지 더러워져 있었고, 그 얼굴은 매일 볼을 비볐기 때문에 까매

져 있었지만, 이치마츠 인형의 반들반들한 질감은 남아있
었다.

어머니를 그리워하는 그녀. '아이들'을 보살피는 그녀. 그 언동은 그녀가 젊고 즐거웠던 시절의 인격(나는 이것을 '회귀인격'이라고 부른다.)으로 돌아간 것으로 생각한다. 즉 회귀인격으로 있는 한 그녀는 자신이 하는 행동의 의미를 이해할 수 있고, 그 의미의 연결을 더듬어 생활을 지속할 수 있다.

그녀에게 '실제 나이'에 따른 (주위가 기대하는) 인격은, 기억이나 시간·장소에 대한 지남력 상실로부터 오는 견디기 힘든 불안이 항상 따라다닌다. '실제 나이의 인격'을 벗어남으로써 불안을 회피하려는 강한 심리작용이 작동하는 것도 전혀 이상한 일은 아니다. 젊은 시절의 기억을 바탕으로 한 그 당시의 인격이 허구로 만든 세계를 살아가는 것이다.

현실은 '사물'이 아니라 '의미'

누구나 각자의 세계를 허구하고 있지만, 인지능력 저하 여부에 따라 그 방향성에는 차이가 나타난다. 인지능력이 저하된 사람은 바깥 세계의 현실을 회피하는 방향으로, 그렇지 않은 사람은 자신의 현실 세계를 확대하는 방향으로 나

아간다.★

 기억력, 사물을 구분하는 능력, 계획을 세우는 능력이 저하되면, 현실 생활을 꾸려가는 것이 점차 어려워진다. 무리하게 '현실'에 매달리게 되면 생활의 모든 장면에서 강한 불안이 발생한다. 끊임없이 재촉당하고, 실수나 실패를 비난받고 (본인은 왜 비난받는지 모른다.) 조롱당한다고 느끼는, 정황과 단절된 '내향'적 세계가 거기에 있다. 코슬린이 지적한 것처럼 '뇌는 지각하는 것을 (평화적인) 과거의 경험에 따라 구성한다.'는 것이다. 여기서 주의해야 할 것은 그들에게 '현실'은 '사물'이 아니라 '의미'라는 점이다.

 엄밀히 말하면 이것은 인지능력이 저하되지 않은 사람에게도 해당한다. 우리는 금시계를 보면 '금시계'라고 인지하지만, 그것은 시계가 시간을 알려준다는 의미를 알고 있기 때문이다. 시계를 사용하지 않는 문화의 사람이라면, 단지 반짝반짝 빛나고 아름다운 '물건'이라고밖에 생각하지 않을 것이다.

 한 가지 더 유의해야 할 것은 우리가 말을 사용한다는 점

★ 아보가 관찰한 치매 노인의 세계 허구에 대해 이시이 다케시는 '가상현실 증후군'으로 부르자고 제안했다. 실제 노인들의 의식 그 자체는 '명료'하고, 사람, 시간, 장소, 물건에 대한 지남력이 떨어진 것 외에는 혼란 상태로 보이지 않는다. 그렇다면 주의장애(confusional state)라 하기보다는, '가상현실 증후군' 쪽이 그들의 상태를 더 적절하게 표현할 수 있다.

이다. 현실의 사물, 의미를 지시하기 위해 이용하는 말은 각자가 자의적으로 떠올린 '어떤 사물, 사건'을 가리키는데, 그것이 완전히 '동일'하지는 않다. 사과 한 개를 떠올리더라도 그 색, 형태, 익은 정도 등은 각양각색일 것이고, 마찬가지로 자동차, 집 등 어떤 것을 택하더라도 사람에 따라 이미지는 달라진다.

우리는 말(언어)을 장기나 체스처럼 게임규칙에 따라 사용하고 있다. 장기의 경우 상대의 말이 뻔히 기다리고 있는 지점에 왕을 움직일 수 없다. 마찬가지로 장례식에서 축하한다는 말은 할 수 없다. 그 장면의 정황에 맞는 말을 사용해야 한다. 다시 말해서 그 장면이 지니는 의미(문맥)에 '연결'되는 말을 선택해야 한다.

다다미가 깔린 곳을 '마을회관', 소화기 지시등 주변을 '역전'이라고 말하는 것도 의미가 연결되어 있다고 이해할 수 있다. 그것은 인지능력이 저하된 노인이 과거 경험으로 재생한 '커뮤니티'의 모습이다. 현실에서 이런 사물이 우리가 인식하는 사물과 괴리가 있더라도 '의미'는 통한다. C씨의 사물 인식이 관찰자(아보)의 인식과 다르더라도, 그것을 바로잡을 필요는 없다. 하지만 '간병인' 중에는 노인의 '사물 오인'을 꾸짖고, 교정하려는 교육적 정열에 빠진 사람들이 매우 많다. 그 때문에 노인은 간신히 발견한 '의미'를 잃고, 혼란에 빠지게 된다.

밖을 향하는 허구 세계

 인지능력이 저하되지 않은 사람의 세계 허구는, 그가 속한 문화에 따라 정도의 차이는 있지만, 밖으로 세력권을 확대하는 것이 특징이다. 그 세력권에서는 먼저 자원을 독점 이용할 '권리'가 생긴다. 하지만 환경과 생태계라는 관점에서 인류사를 보면, 사람은 자기 파멸로 이어지는 세계를 구축하는 듯하다.

 고대 메소포타미아와 이집트에서는 광대한 산림을 계속 벌채하다 결국 사막화되었다는 기록이 남아 있다. 거대 석상 문화로 유명한 이스터 섬도 옛날에는 수목으로 뒤덮인 아름다운 섬이었지만, 서기 900년경 사람이 상륙해 1400~1600년까지 산림을 소멸한 것으로 추정된다. 산림 소실은 비에 의한 토양 유실을 초래해 농사도 못 짓는데다, 바깥으로 나가기 위한 카누를 만들 재료조차 없어졌고, 결국 주민은 식량 부족으로 전멸하고 말았다.

 2002년 10월 미국의 이라크 침공 반년 전「뉴욕타임스」의 칼럼니스트 윌리엄 파프(William Pfaff)는 '환상에 빠진 미국의 정책 입안자'라는 논설을 썼다. 이 전쟁의 정당성에 관한 국제법적 해석의 문제 등은 차치하고, 순수하게 심리적 측면 단 하나 치매 노인의 세계 허구와의 공통성에 대해 생각해 보자.

먼저 사실관계에서 주목할 것은 이라크 점령정책이 2차 세계대전 후 일본 점령을 모델로 했다는 파프의 지적이다. "독일인과 일본인을 바꾼 것처럼 이라크인을 '재교육'해, 중동에 안정된 민주국가를 세운다. 일본에서는 점령군이 아니라 경찰이 치안을 유지했다. 일본 정부, 경제, 교육제도는 평화롭게 개조되었고 저항은 없었다. 미국의 점령에 대해 '이라크에서는' 저항이 있을 것인가? 미군 병사가 가는 곳마다 주민에게 환영받고, 이라크인들이 점령을 원한다는 상상은 즐겁다." 하지만 만약 이라크인이 미국의 점령에 대해 저항한다면, 부시 대통령은 어떻게 할 것인가? 이스라엘의 아리엘 샤론 총리가 (팔레스타인인에게) 했던 것과 똑같이 할 것인가? 라는 내용이다.

확실히 높은 정신문화와 경제·공업기술을 지닌 나라의 점령이 일본만큼 순조롭게 진행된 역사적 사례는 없을 것이다. 그 이유로 천황제를 형식적으로 보존한 점, 천황을 전쟁범죄자로 취급하는 것에 대한 일본인의 반발을 피한 점, 많은 일본인의 가치 의식 핵심을 파괴하지 않았던 점, 보도관제를 엄격하게 시행해서 점령정책 수행에 장애가 될 정보로부터 격리한 점 등을 생각할 수 있다. 일본인이 모두 권위·권력에 순종하고 '세뇌되기 쉬운' 민족일지도 모르지만, 그 이유가 무엇이든 결국 무력저항은 없었다. 일본인의 심성을 배려한 교묘한 점령정책이었다고 할 수 있다.

하지만 이라크는 역사적, 종교적, 나아가 정치적 정황이 근본적으로 다르다. '독재자' 후세인이 쓰러지더라도, 미국군은 현실에서 적의가 있는 점령군으로밖에 인식되지 않았다. 그 이유 중 하나가 이슬람권에서는 (그리고 EU의 많은 나라에서도) 공공연히 말할 수 없지만, 미국에 대한 어떤 공통된 의심이 있기 때문이다.

말레이시아의 마하티르 전 총리가 수년 전에 발언했듯이, 미국의 정치는 유대인에 의해 좌지우지되므로, 이슬람의 동포 팔레스타인인을 박해하는 이스라엘이 시키는 대로 한다는 인식이다. 즉 미국이 이스라엘에 무조건 지지를 보내고, 이스라엘과 팔레스타인의 분쟁에서 팔레스타인이 피해자라는 인식이 있는 한, 미국군은 이라크인의 눈에는 증오해야 할 점령군으로 비친다.

이렇게 너무도 뚜렷한 심리적 부적합성에도 불구하고, 미국은 왜 이라크 점령 후의 통치 모델을 일본에서의 경험에서 찾은 것일까? 게다가 전쟁의 구실이 된 정보(9·11 사건에서의 알 카에다와 후세인의 협력관계, 이라크의 대량파괴병기 존재)의 신뢰성이 낮다는 사실은 처음부터 인식하고 있었던 것 같다. 그렇다면 부시 대통령에게는 인지증 노인과 같이 강하지만, 내향이 아닌 외향(外向)하는 세계 허구를 일으킨 욕구가 있었다고 가설을 세우는 것도 가능하다.

지금까지 설명한 것처럼 치매 상태이든 아니든 그 사람

의 현실(허구로 만들어진 세계)은 사물이 아니라, 의미(사물과 관계없이)의 연결로 성립한다. 밥 우드워드(Bob Woodward)의 『공격 계획(Plan of Attack)』에 묘사된 대로, 부시 대통령에게 세상을 바로잡도록 신에게 선택된 전사라는 자부심이 있었다면, 침공의 시비(是非)를 결정하기 위한 정보를 선택할 때 자신의 종교적 신념에 맞는 '의미의 연결'을 추구했을 것이다. 또는 이런 연결을 몽상했을지도 모른다. '일본에서 성공했듯이 이라크를 미국의 군정 하에 민주화하고, 일본인처럼 이라크인을 재교육하자. 그리고 중동평화와 세계 유수의 석유자원 확보를 동시에 이룩한다면, 나는 미국 대통령으로서 역사에 이름을 남길 것이다.'

제5장

'나'란 무엇인가

두 개의 '나'

 인지, 사고, 행위에는 그것을 경험하는 '나'란 존재가 있다. '나'란 무엇일까? '나'(자아, 자기)란 예로부터 철학자들과 심리학자들이 몹시 고민해온 문제이다.★ 먼저 심리학자 겸 철학자 윌리엄 제임스(William James)의 '나(self)'에 대해 고찰해 보자.

 제임스는 19~20세기에 걸쳐 하버드 대학교에서 교편을 잡았다. 심리학의 고전으로 불리는 『심리학의 원리(Principles of Psychology)』를 저술했으며, 철학에서는 실용주의(pragmatism)로 분류한다. 여기서 말하는 '나'의 구조가 실제로 존재하는지 아닌지는 일단 차치하고, '기능'으로서 생각하면 몇 가지 상태를 잘 설명할 수 있다.

★ 심리학에서 '나'는 '자아' '자기' 등으로 부르는데, 이런 명칭은 다분히 자의적이라 생각한다. 예를 들어 헤이본샤의 「심리학 사전」에서는 'subjective self'는 주체적 자아, 'objective self'는 객체적 자기 등으로 번역했다. 따라서 이 책에서도 일단은 자기, 자아 모두 의식을 포함한 심적 경험의 주체로 생각하자.

제임스는 '나(self)'라는 의식주체가 경험하는 상태를 자신의 경험을 참고로 관찰·분석했다. '나'는 무언가를 생각하거나 행할 때 심적 경험을 하는 《나(me, 客我)》와 그 《나》를 자각하는 〈나(I, 主我)〉로 식별할 수 있다고 한다.

이해가 안 가는 사람도 있겠지만, 나는 이 분석이 예리하다고 생각한다. 무념무상에 뜻을 두고 좌선과 명상을 하다 보면, 어느새 의식의 흐름에 휩쓸려 무언가를 떠올릴 때가 있고, 동시에 그것을 자각한다는 사실도 깨닫는다.

의식작용을 경험하는 《나》와 그것을 보는 〈나〉, '나'의 두 가지 작동 또는 측면이 있다고 느낀다. 여기서 〈나〉와 《나》는 분리할 수 있는 것이 아니고, 상호 연관, 연동, 침투하며 '나'를 형성한다. 조금 복잡하지만 정리해보면,

'나' : 〈나〉 = I = (주아)
《나》 = me = 경험적 자아(객아)

가 된다. '나'에 있는 이중(二重) 작동은 현재 심리학에서도 받아들여져, 〈나〉는 '주체적 자아(subjective self)', 《나》는 '객체적 자아(objective self)'라고 부른다.★

★ 반복하지만 이것들은 '나'라는 존재가 분리하여 존재하는 것이 아니라, 자신의 의식을 주의 깊게 관찰한다면, '나'에는 'I'적인 작용과 'me'적인 작용이 있다

《Me》와 'Mine'

제임스는 《나》에 대해 매우 빼어난 통찰을 했다. 《나(me)》와 '나의 것(mine)'을 구별할 수 없고, 양자가 서로 겹쳐진 심적 경험이라는 것이다.

우리는 자신의 것이라 느끼는 사물에 대해 자기 자신과 마찬가지로 애착을 보이고, 애착의 정도에 따라 행동한다. 나의 평판, 나의 아이, 나의 작품 등에는 나의 몸과 같은 애정을 가진다. 만약 이것들이 상처받으면, 마치 자기 몸이 상처받은 것처럼 보복하고 싶어진다. me인 《나》는 넓은 의미에서 "인간이 '나의 것'이라 부르는 모든 것의 총화(總和)"이다.

나의 능력과 신체뿐 아니라 조상, 친구, 일, 가정, 토지, 예금, 차 등도 모두 나에게 '나의 것'이란 의미를 가지게 한다. 내가 자신의 것이라 느끼는 것 즉 '자아, 《나》(me)라는 그물을 씌운 것'이 크고 번영할수록 자아 확대와 고양감이 생겨 의기양양해진다. 반대로 그것들이 작고 쇠퇴해가면 자아축소감이 생기고 의기소침해진다.

그렇다면 제임스적 자아관을 가진 삶은, 인지능력 저하와 체력, 건강, 친구, 가족 등의 상실을 겪으며, 노화의 괴로움

고 할 수 있다. '나'라는 현상의 설명개념에 지나지 않지만, 이렇게 구별하면 수긍하는 경우가 많다.

을 자아축소감으로 느끼게 될 것이라고 상상할 수 있다.

왜 '나의 것'이 침해당하면 화가 날까? 생물학에서 말하는 동물이 가진 생존 영역(territory)이란 의식이다. 은어, 사자, 이리, 침팬지 등 많은 동물의 영역의식은 경합하는 동종 동물의 침입을 저지하고, 식량 확보와 자기 유전자를 후세에 전하는 데 필요하다. 이런 영역이 '확대된《나》'에 덮어 씌어 있다면, 어머니가 자신의 몸을 희생해 자식을 지키고, 청년이 자폭해 조국을 지키는 의식에는 자신의 행위가 '나의 것' 즉《나》를 존속시키는 성격이 있다.

《나》와 눈앞의 이익

《나》를 확대하려는 심층의식에 연결된 마음의 작용은, 그 사람이 자신의 외부 세계에서 얼마나 의미와 가치를 찾는지에 따라 달라진다.

인지증이 진행되면《나》의 축소가 따른다. 인지능력이 저하되어《나》즉, '나의 것'과 다른 것의 의미관계를 인식할 수 없기 때문이다. 시설의 목욕탕에서 간병인이 노인의 수건으로 몸을 닦아주려 하는데, 수건을 도난당했다는 피해망상에 빠지는 경우가 있다. 노인은 다른 사람과의 관계와 정황을 이해하지 못하고, '나의 것'이란 자아의식이 수건에만 집중된 것이다. 간병인에게 수건을 빌려주면 자신의 몸을 깨끗이 닦아준다는 예측을 하지 못하기 때문이다.

한편, 치매가 아니라고 자부하는 사람도, 시간의 폭과 공간의 규모만 다를 뿐 치매 상태의 사람과 유사한 맹목적인 행동을 하는 경우가 있다. 지구 온난화의 진행을 효과적으로 막으려면, 온난화 가스의 1/4을 방출하는 미국이 교토의 정서(기후변화협약에 따른 온실가스 감축목표에 관한 의정서-역주)에 참여해야 한다. 거듭 예를 들지만 부시는 그것을 단호히 거부했다. 석유 관련 기업에 선거자금을 요청했기 때문일 수도 있고, 지구가 무한하게 확장 가능한 세계라고 이해하기 때문일지도 모른다.

인간의 활동에 비해 '무한하게' 넓은 '개방계'를 자신의 영역이라고 단정하는 미국에는, 역사적 체험을 통해 낙천적 환경관이 윤리의식(생존전략 의식)에 깊게 자리 잡고 있다. 지구는 좁고 취약하다고 이해하는 즉《나》또는 '나의 것'을 조심스럽게 확장하는 사람들과 정면으로 맞서고 있다.

지구에는 아직 미개척된 영역이 남았다는 감각과 이해는, 환경은 인간 활동에 영향 받지 않는다는 결론에 도달한다. 경제가 활발해지고 자국 기업이 경쟁에서 이길 수 있다면, 석유와 석탄 등의 화석 에너지를 아무리 소비해도 괜찮다는 윤리도 정당화한다. 그러기 위해서는 남극과 북극, 그린란드에서 빙하가 녹고 있으며, 태풍과 허리케인 발생 규모가 점점 커지고 있다는, 쉽게 인식할 수 있는 온난화 현상을 무시해야 한다.

 이것은 '다른 사람과의 관계와 정황에 대한 이해를 상실했다.'는 점에서 수건 빌려주기를 거부하는 인지능력 저하 노인과 다를 바 없다. 눈앞의 '이익'에만 《나》를 확장하고 현재를 누리려는 자세에는, 인지증으로 따지면 '불안'이라는 존재를 빼놓을 수 없다. 인지증이 아닌 사람에게는 물욕, 명예욕, 금전욕의 과잉이 두드러진다.

 우리는 환경 속의 잠재적 자극 가운데 자신에게 바람직한 자극만을 선택적으로 받아들이고, 불쾌한 자극은 무시해 세계를 허구한다고 말했다. 자신의 자손, 생태계, 환경에 이르기까지 《나》의 자의적 그물을 씌우는 것에는, 세계 허구에서 근시안적 선택성이 현저하게 드러난다. 지구환경의 보존, 더 심각하게는 '생존'이란 시점에서 보면, 인지능력이 저하된 것이라고 말할 수 밖에 없다.

 이라크 파병은 미국 국민의 지지를 잃고, 지구 온난화의 영향은 허리케인 카트리나로 구체화되었다. 개방계 윤리의식이 수정될지는 알 수 없지만, 어쨌든 강대국 권력자의 '근시안적'이고 '외향적 세계 허구'는 지구의 미래에 영향을 줄 것이다.

암환자와 무상(無常)을 깨달음

제임스의 '나'에 대한 분석은 훌륭하지만, 말기 환자나 치매 상태에 있는 사람들의 '나'를 설명하기에는 너무 단순한 면이 있다. '나'에 대한 집착과 자기관의 전환 등 인간생존의 근저까지 다루지 않았기 때문이다. '자아의 축소'라는 막연한 표현으로는 아무것도 설명할 수 없다.★

진행암(advanced cancer) 환자 중에는 자신의 여명이 길지 않음을 알면서도, 평정을 유지하며 생활하는 사람들이 있다. 의료인류학자인 가가와 신가(Marjorie Kagawa-Singer)가 작성한 진행암 환자에 대한 보고서를 읽어보면, 인간은 자기 생명의 유한성을 마음속 깊은 곳에서 이해하고 있으며, 그것을 수용할 때 '나'의 근본적 전환이 일어난다는 사실을 깨달을 수 있다.

"나는 사실 매우 건강해요. 이런 문제는 있지만, 나는 그래도 나에요."

이미 전이가 있는 여성 말기암 환자의 말인데, 그녀의 객

★ 제임스는 자아의 변화에 대해 (a) 기억의 변화와 (b) 현재 신체적 및 정신적 자아라고 논했다. (b)에서는 '전환적 자아'를 이야기했는데, 그것은 기억을 잃거나 최면으로 유도된 인격의 예로, 종말기의 자기인식 전환은 포함되어 있지 않다.

관적 의학상태와는 명백히 모순된다. 가가와의 보고에 따르면, 암 치료를 받고 있음에도 불구하고 50명(일본계와 영국계 미국인이 반반) 중 49명이 자기는 '건강'하다고 여긴다. 그리고 대부분이 학교 선생님 등의 사회적 활동을 하고 있었다.

앞의 말을 문맥(context)에 따라 보충해보면 "나는 (건강할 때의 내가 아니고, 암이란 문제를 가지고 있지만) 그래도 (나의 본래의 면모를 지닌) 나에요."가 된다. 다시 '나'에 주목해서 정리하면 "나는 내가 아닌, 나에요". 이것은 우에다 시즈테루가 『자기의 현상학』에서 제시한 자기에 대한 명제와 완전히 일치한다.

이 말을 '나'란 존재가 가진 뉘앙스에 따라 표현하면, "나(I)는 내(II)가 아닌 나(III)에요."이다.

나(I)는 과거부터 현재까지 경험을 겪어오면서 그에 따라 변화하고, 과거·현재를 총괄하며, 미래라는 시간성에 있는 '나'이다.

나(II)는 암을 앓기 이전의 건강했던 '나'. 건강을 담보로 하는 모든 능력은 다분히 이기적인 목적으로 이용하는 것이 보통이다.

나(III)는 암으로 상식적인 의미로서 건강과 이기적인 의미로서 능력을 잃었지만, 그래도 다른 사람이나 사회와 본래 자기로서 연결되어 있다고 주장하는 '나'이다. 아직 사회적 유용성이 있다는 자각이 있다.

따라서 "나는 건강해요."라고 할 때의 '건강'이란, 자신의 사회적 유용성을 의식할 때 자각하는 다른 사람과의 '연결'로 볼 수 있다. 이 '나'는 암을 치료하기 위한 대수술을 경험했고, 말하자면 한 번 죽었다가 되살아난데다가, 머지않은 미래에 다가올 죽음을 각오하면서 '건강'하게 살아가고 있다. 보통 사람이 무의식적으로 가질 수밖에 없는 '실체로서의 자기'에 대한 집착이 소실된 것이 특징이다.

나(II)는 건강했을 때 갖추고 있던 여러 능력에 대한 자부심을 버리지 않으면, 나(III)로 이동할 수 없다. 더구나 그 단념은 우리의 표층의식으로 할 수 있는 일이 아니다. 심층의식에서 비로소 성취할 수 있는 심리적 이해이다. 나(III)는 나(II)에게 있던 건강이란 능력 소유 상태를 근본적으로 부정하고, 오랜 인격(identity)을 버렸다. 아직 사회적 유용성은 있지만, 이기적 의도를 지우고 면모를 일신한 능력적 모습이다.

한 사이클 돌아간 나(I)는 언뜻 보기에 아무것도 변하지 않은 것처럼 보인다. 하지만 일찍이 갖췄던 능력에 관한 자부심을 버리고, 실체적 자기라는 환상으로부터 해방됐을 때 비로소 나타나는, 다른 사람과 사회에 대한 새로운 관계를 발견한다. 머지않은 죽음을 자각하고 있다는 점에서 주위 사람과는 다른 차원에 있지만, 건강했던 과거에 있었던 연결은 기억하고 있다. 인생은 아직 완전히 끝난 것이 아니고,

이제 물욕과 아집 같은 번뇌로 흐려지지 않은 눈으로 삶의 새로운 의미와 가치를 보고 있다.

앞에 이야기했던 것처럼, 나(II)의 능력은 경쟁사회에서 상승에 필요한 이기적 욕망을 추구하는 색채가 짙었다. 하지만 내(III)가 의식하는 새로운 능력에는 이기성은 소멸하고, 다른 사람과 사회에 의해 '살려진다'는 자각과 함께, 그에 대한 책임, 의무를 다함으로써 새롭게 관계를 맺는다는 의미가 나타나 있다.

48세의 유방암 여성은 이렇게 이야기한다. "나에게는 정규 수업을 할 수 있다는 것이 소중합니다. 모두 나를 위해 신경쓰고 도와주고 있어요. 지금도 아침에 일어나서 일을 나가면, 내가 잘해내고 있다는 것을 느낍니다. 이렇게 할 수 있는 한 유방암에 지지 않고, 나는 나로서 살 수 있습니다."

이 여성의 예는 "나는 내가 아니라, 나에요."라는 심리변화로 나타난 '나'의 심경을 선명하게 보여준다. 우에다는 '나는 나'라는 말은 나에 들러붙은 것이고, 불교에서 말하는 자아의 '탐진치의 삼독(三毒)'에 침범당한 것이라고 지적한다.

'탐(貪)'이란 탐내는 것으로, 끝없는 소유를 통해 나를 충족시켜 나가는 것, '진(瞋)'은 나의 소유를 빼앗아 가려는 다른 사람에 대한 분노, '치(癡)'는 그 상태를 깨닫지 못하는 것 즉, '무명(無明)'이다. 앞에 나온 유방암 여성에게는 이미 탐욕이나 분노가 없었고, 무상(無常)의 인간존재를 깨달은 평온함을 느낄 수 있다.

 제임스가 말하는 '나'와 현재의 심리학에서 이해하는 자아·자기로는, 이런 말기암 환자에서 나타나는 심리변화를 잘 설명할 수 없다. 그것은 근본적으로 무명(無明) 상태에서 집착하고 있는 심층심리의 메커니즘이 시야에 들어오지 않기 때문이다.

'나'를 통합하다

 나도 나이를 먹어 살짝 바보가 되었다는 자각이 있지만, 역시 실황보고라고는 할 수 없다. 치매 노인의 '나'란 무엇일까에 대해 생각하고 있을 때, 치매병동의 한 간호사가 멍하게 있는 노인들에게 "지금 무슨 생각 하세요?"라고 물어보고 다녔던 이야기를 들려주었다. 대부분 "인생에서 가장 빛나던 때를 떠올리고 있었다."고 대답했다. 이 이야기를 힌트로 어떤 단순화된 상태에서의 '나'에 관해 생각해보자.

 내가 로빈슨 크루소처럼 낯선 자연환경에 방치되었다고 해보자. 나는 살기 위해 물과 음식을 찾고, 잘 장소를 물색하며, 그 지형이 생존에 적합한지를 판단하는 등 나름의 행동이 필요하다. 그때 '나'는 인식하고, 판단하고, 의사결정하고, 실행하는 주체라는 것을 알 수 있다.

여기서 '나'라는 감각은 춥다, 덥다, 배고프다, 피로하다, 누워있다, 앉아있다 등 다채로운 신체감각과 연결되어 있다. 동시에 그런 신체감각은 맛있다, 배부르다, 행복하다, 외롭다, 불안하다 등 자신의 각 행위에 대한 정동적 평가를 하는 '나'와 분리할 수 없다. 그 평가가 '나'에게 고통, 불안이라는 불쾌한 색조가 짙다면, '나'는 그 행위를 가능한 한 피하려 하고, 쾌감으로 이어지는 행위를 선택하는 경향을 보일 것이다. 앞서 말했듯이 '최소 고통의 원칙'은 원칙적으로 여기에서도 성립한다.

이를 통해 알 수 있는 중요한 한 가지가 '나'는 한 시점, 한 장면에서 동시에 둘 즉, 분열해 있으면 안 된다는 것이다. 만약 '나'라는 의식이 둘인 것처럼 느껴지고, '나'라는 존재가 〈나〉와 논쟁하거나, 명령을 듣거나, 비난당하면 거기에는 혼란과 불안이 발생한다. 그 정도가 심해지면 '나'는 완전히 마비상태가 되는 것도 이상하지 않고, 이런 혼란은 밖에서 보면 합목적성 없는 이유를 알 수 없는 행동으로 비칠 수 있다.

그러므로 이 '나' 혼자뿐이라는 단순화된 상황에서도 불안과 혼란 없이 살기 위해서는, 감각과 사고 등 의식의 작동은 통합된 상태여야 한다. 즉 유일한 '나'란 존재가 필요한 것이다. 그리고 이 필요성은 다른 사람이 곁에 있어 다른 대응을 강요당할 때 더 커질 것이다.

'당연한 것 아닌가?'라고 생각하는 사람도 있을지 모르지만, 한 시점에서 한 사람의 '나', 한 인격이라는 전제는 후술할 다중인격과 '회귀인격'을 설명할 때 필요하다. 즉 어떤 환경에서 적응해 살아가기 위해서는, 의식과 행위에 관여하는 역동적이고, 통일된 중심적 작동이 필요하다. 이것을 조작적 '나'라고 생각한다.

자기란 기억이다

앞에서 '나'는 인식하고, 판단하고, 의사결정한다고 매우 간단하게 표현했다. 그러나 그 마음의 작동은 모두 과거에 경험하고, 배우고, 기억한 정보와 조합을 통해 수정되고, 이미지화하는 복잡한 프로세스를 거친다. 현재의 뇌 과학은 여기까지 밝혀내고 있다. 즉 과거에 얻은 정보-기억이 없으면, 아무 것도 인식할 수 없다.

책상 위에 원고지와 펜이 있다. 보통은 원고지와 펜이 거기에 있으니까 인지한다. 그러나 '원고지' '펜'이라고 인지하는 것은, 내가 이미 원고지와 펜을 과거의 경험으로 기억하고, 알고 있기 때문에 가능하다. 원고지와 펜을 전혀 사용하지 않는 문화의 사람이 본다면, 원고지와 펜이라고 인식할 수 없다.

또 한 가지 중요한 것은 이 두 종류의 물품을 볼 때, 늘 보아 익숙한 원고지와 펜이 거기에 있다는 '기대'를 가지고 본다는 점이다. 이 기대는 과거의 경험과 기억에서 유래한다. 바꿔 말하면 과거의 경험에 근거한 원고지의 형태·색·모양·크기, 펜의 모양·색조의 이미지가 기대에 포함되어 있다. 기대한 이미지가 실제로 보이는 물건의 모습과 일치하지 않으면, 거기에 있어야 할 물건이 보이지 않는 현상이 발생한다(생태학자 윅스퀼의 물주전자 예를 떠올려보자 = 95쪽).

이렇게 기억의 중요성을 생각해보면, '자기(自己)란 기억이다.'라고 이야기한 철학자의 마음도 알 것 같다.

'연결'에 대한 정동

펜을 펜으로 인지하는 매우 단순한 프로세스조차 과거에 배우고 기억한 정보를 근거로 한다. 한 사람으로 살아가기 위해 자신의 성장 과정에서 얼마나 많은 것을 배우고 기억해 왔는지에 생각이 미친다. 동시에 기억하는 것은 살아가야 할 환경과 나를 이어주는 '연결 기능'이라는 것을 알게 된다.

살아가기 위해서는 환경 속에서 적절한 정보와 연결될 필요가 있다. 그리고 환경과 '연결'되는 수가 많을수록 생존에 유리하다고 기대할 수 있다. 연결을 만드는 능력·기억력이 좋다는 것은 종종 '머리가 좋다.' 즉 '생존에 유리하다.'와 같은 뜻으로 간주한다. 사실 지적 활동을 하는 분야, 특히 정보량이 점차 증가하는 영역에서 살아남기 위해서는 어느 정도 기억력이 우수해야 한다.

학교에서 다른 사람이 모르는 지식(정보)을 나만 알고 있다는 것을 깨달았을 때 자랑스러움, 의기양양, 우월감과 같은 자신의 생존의식을 고양하는 정동이 일어난다. 환경과 연결을 만드는 것은 원칙적으로 기분 좋은 일이다.

나는 완화의료의 대상인 인지능력이 저하된 사람들에게서 한결같이 '정동'의 중요함을 배웠다. '가짜 대화'의 예가 보여주듯 논리보다 분위기, 정보보다 정동이 생존을 위해 기본적으로 중요하다. 그것은 생물 진화의 이치에서도 엿볼 수 있다.

포유동물만이 정동이라는 기능을 발달시킨 것은 정동이 없는 생물(파충류 등)보다 생존에 유리했기 때문일 것이다. 그리고 포유동물 중 사람만이 말을 통해 논리를 만들고, 정보를 늘려 사회생활을 복잡하게 진화해왔다. 그러나 말을 이용한 지적 활동을 세밀하게 관찰해보면 기쁨, 슬픔, 분노 등의 정동이 그 활동의 기저에 작용한다. 치매 상태에서는 지적인 측면이 저하된 만큼 정동의 측면이 더 뚜렷이 드러난다.

완화의료를 통해 한 가지 더 확인할 수 있었던 것은 탄생·성장·노화·소멸이라는 '순환과정'의 존재이다. 우주는 기원 이래 별의 탄생·성장·노화·소멸을 반복해왔고, 지구에서 생물의 순환과정은 별이 보여주는 과정의 미니어처 판이라 할 수 있다. 즉 우리 각각은 별의 일생을 지상에서 재현하는 미니 우주라고 할 수 있다. 성장을 환경·세계와 연결되어 가는 과정, 노화를 연결이 끊어져 가는 과정이라고 해석하는 것도 가능하다.

기억이라는 기능은 환경과 연결을 늘리고 강화하는 것이므로, 노화라는 생명의 수렴기에 이르면 불필요해진다. 새로운 정보·연결은 필요 없다. 그러나 거기에는 정동적인 반응이 동반하기 마련이다.

아이가 까르르 웃으면서 놀고 있다. 세계와 연결을 만들어 나가는(몸이 세계의 존재를 발견하고, 기억해 가는) 과정에서의 정동반응이라 생각한다. 그 아이에게 연결을 만든다는 것은 지적인 동시에 더 체감적이다. 연결이 가능하다는 것은 생존적합적 경험이고, 생존의식의 고양을 동반한다.

이와 대조적으로 연결을 잃는 것은 고독감과 쓸쓸함을 불러일으킬 수밖에 없다. 생존의식의 축소에 동반하는 정동이라 할 수 있다.

하지만 인지능력(특히 기억력과 지남력과 같이 낯선 환경에서 생존에 필요한 연결 형성능력)의 저하는 불안이라는 정동을 일으키는 경우가 압도적으로 많다. '많다'고 쓴 이유는 앞서 순수치매와 오키나와의 인지능력 저하 노인들에 관해 기술했듯이, 노인이

사는 환경에 따라서는 불안이 관찰되지 않기 때문이다.★

거미줄의 불안

아쿠타가와 류노스케의 『거미줄』을 보면, 악당이 부처님이 내려준 한 가닥 거미줄을 잡고 기어오르려 했다는 이야기가 있다. 악당이 이기심을 가진 순간 그 거미줄은 뚝 끊어져 버렸다. 다시 한 번 지옥으로 떨어지게 되어 공중에 몸이 뜬 순간, 그에게 생겨난 감정은 표현할 수 없는 '불안'이었을 것이다. 불안이란 다음에 어떤 일이 벌어질지 알 수 없을 때, 미래의 불확실함에 대한 불쾌한 정동이다.

★ 인지능력이 저하된 사람에게는 야간 섬망, 망상 등의 주변증상이 나타나는 경우가 많은데, 그 근원에는 불안 또는 그와 유사한 정동이 있는 것으로 생각한다. 그 근거로 지금까지 아래와 같은 견해를 기술했다. (i) '순수치매'에서는 노인과 간병인의 관계가 좋다는 임상관찰이 있다. (ii) 주요 간병인과의 인간관계가 나쁜 경우에는 좋은 경우에 비해 지능 저하 정도와 관계없이 주변증상이 약 3배 발현 빈도가 높다. (iii) 도쿄 스기나미 구 조사에서 중등도~중증의 지능 저하가 있더라도 '정상 노인'으로 간주하는 경우, 즉 생활에 적응하고 있다 여겨지는 경우가 약 10% 정도 있다. (iv) 오키나와 요미탄 촌의 65세 이상 노인 708명 전수조사에서 치매 노인은 4%였고, 도쿄와 비슷한 비율이었지만 주변증상을 보인 사람은 없었다. 도쿄의 재택 치매 노인 중 20%에서 야간 섬망, 50%에서 주변증상이 있었다.

기억력 저하에 따른 새로운 정보와의 연결 부재, 날짜와 장소에 대한 지남력 상실에서 오는 시간과 장소와의 연결 소실은, '나'의 존재 감각을 지탱해오던 '기본적 연결감'이 사라진다는 것을 의미한다. 내가 다양한 주변증상(야간 섬망, 망상, 환각, 배회, 공격적 성격 변화 등)을 보이는 노인과 만났을 때, 예외 없이 관찰할 수 있던 것이 바로 이 불안이라는 정동이다.

앞에서 이야기했던 것처럼, 기억을 통한 새로운 외부 정보와 연결을 만들려는 시도는 생존 노력의 기본형태이고, '거미줄'을 통해 '이 세계' 즉, 자신이 처한 환경·바깥 세계로 나가려는 노력이다. 하지만 이 노력은 보람 없이 끝나게 된다. 예컨대 5분마다 같은 것을 묻는 노인에게 처음엔 잘 대답해주던 아들이 결국 더는 참지 못한다. "어머니, 아까부터 벌써 몇 번째 같은 것을 물어보세요! 바쁘니까 제발 그만 좀 하세요!"

5분 전의 것을 기억하지 못하기 때문에 물어봤을 뿐이다. 이는 그녀의 내적 세계를 불안이라는 정동이 지배하고 있다는 것을 보여준다. 그런데 아들이 화를 내자 불안은 더욱 심해지고, 이는 혼돈으로 발달한다. 아들이 왜 화를 내는지 이유를 알 수 없는 경우도 있을 것이다. 이런 주고받음이 거듭되면 불쾌한 정동만 남게 되므로, 외부에 대한 정보를 구하고, 환경과 연결을 만들려는 노력 자체를 단념하게 된다.

불안이라는 고통 상태를 오랜 시간 견뎌내기는 어렵다. 바깥 세계와 연결을 단념한 사람이 과거 기억 속 세계와 연결을 추구하는 것은 자연스러운 심리작용이다. 이로써 치매병동의 간호사가 발견한 것처럼 노인들이 과거 즐거웠던 시기를 추억하는 것을 설명할 수 있다.

노인이 불안해지는 것을 관찰할 기회는 '일몰 증후군(Sundown Syndrome)'이 나타날 때이다. 저녁 무렵 노모는 침착함을 잃고 집에 가야겠다고 말을 꺼낸다. 반세기 동안 살아온 자기 집에서 어떤 집으로 가려는 것인지 간병인은 의아해하는데, 아무래도 '집'이란 그녀가 태어나고 자랐던 시골집인 듯하다. "오늘은 해도 졌고 추우니까, 내일 아침에 함께 가요."라고 하자 다시 진정된다. 여기서 그녀가 진정된 이유는 간병인의 말로 또 하나의 연결을 얻었기 때문이다.

하지만 그것만이 다가 아니다. 이시이 다케시와 아보 준코가 관찰한 가상현실 세계의 현상에서도 유사한 심적(心的) 프로세스가 있다. '나'는 현재의 정보든지 과거의 기억이든지, 무엇인가와 '연결'되어 있을 필요가 있다.

마음을 터놓은 '나'

말기 치매 노인을 돌보고 있으면, 때때로 환자가 '이 세상'과 '저세상'의 '경계' 세계에 있는 듯한 인상을 받는다. 끝을 향한 길을 걷고 있는 사람의 '나'는, 현실세계에 사는 사람들의 '나'와 분명히 다르다.

우리가 이해하는 '나'라는 존재는 이름, 나이, 가족, 직업 등의 속성과 사회적 관계, 거기에 자신의 교우관계와 과거의 역사가 연결된 '결절점'이다. 그것들을 연결해 주는 것은 말할 나위 없이 기억이다. 그러나 그 연결로 이어진 '나'란 존재가 이 세상과 저세상이 뒤섞인 유명계에서는 해제되어 풀려난 듯한 인상을 받는다.

교토 대학원에서 임상심리학을 전공한 구보다 미호는 노인병동과 요양원에서의 관찰을 통해 다음과 같이 기술했다.

자신이 살아온 역사와 정들어 있는 사람들, 때로는 자신의 이름조차 잊어버리는 치매 노인은 자신의 말도 이야기 같은 줄거리는 잃어버리고 단편화되어 간다. 그것은 사람이 생명을 얻고, 이름을 부여받고, 말을 배워 '다른 사람이 아닌 바로 나'의 인생을 만들어 가는 것과 정확히 반대 방향에 있다고 할 수 있다. 하나의 통합된 형태가 해체되어 흩어져 가는 방향에 치매 노인의 말이 있다. 문자 그대로 서서히 '땅으로 돌아간다.'는 자연스러운 과정의 일환이라고도 할 수 있을 것이다.

위의 글에서 '나'는 이 세상 사람과 저세상 사람 사이를 오가면서, 양쪽으로 연결을 가진 것으로 보인다.

  이러한 현상을 처음 관찰했을 때 조금 충격을 받았다. 80대의 그 여성은 왕진 간 나를 언제나 미소로 맞아주었다. 그녀의 딸이 "요즘 어머니가 외할머니나 돌아가신 분들과 대화하시는 것 같아요."라고 말하기에, 그녀에게 "부모님을 만나시나 봐요?"라고 물어보았다. 그러자 그녀는 나의 왼쪽 어깨 뒤를 가리키며 "네, 그쪽에 와계시네요."라며 미소 지었다. 현시점에서 현세의 나와 대화중인 그녀의 심적 상태를 정상이라고 규정한다면, 저세상 사람과 대화하는 그녀는 환각, 환시 상태에 있는 것이다. 하지만 그녀가 이승과 저승의 경계가 사라진 것처럼 자유자재로 이 세상 사람과 저 세상 사람 사이를 왕래하는 모습이 인상적이었다.

  이런 말기 현상을 어떻게 해석하는가는 앞으로 관찰과 연구에 달려있겠지만, 고정관념을 버린 고찰이 필요하다는 것만큼은 확실하다. '나'를 무수한 연결의 결절점으로 이해하는 관점에서 말하자면, 이 세상과 연결이 희미해지더라도 저세상과 연결은 존재한다. 그렇다면 '영' '혼'이라는 '작용'의 존재를 상정할 필요도 생긴다.

제6장

'나'의 인격

상대방 수만큼 인격이 있다

 '나'라는 의식의 통일체가 주어진 환경에서 잘 살아가기 위해서는 주로 기억을 통해 과거나 현재의 '환경 정보'와 연결되어 있을 필요성에 관해 이야기했다. '나'를 다양한 연결의 결절점으로 이미지화하는 것도 가능하다. 그런 의미에서 '동시에' 둘 이상의 '나'가 존재하는 것은 곤란하다.

 그런데 시간에 따라서 어떤 때는 A라는 '나', 다른 때는 B라는 '나'로 있는 것이 가능할까? 그런 경우 겉모습이 완전히 같더라도 다른 사람이 볼 때는 '나'의 인격이 변했다고 생각할 것이다. 실제로 알코올 같은 약물의 작용으로 그런 현상이 일어나는 것을 일상에서도 관찰할 수 있다. 평소에는 소심하고, 내성적이던 사람이 술을 마시면 갑자기 공격적이 되는 경우는 드물지 않다.

 그렇다면 도대체 '인격'이란 무엇일까? 올포트(Gorden Allport)의 정의를 보면, '인격은 환경에 대한 개인의 특징적인 행동과 사고를 결정하는, 개인 내부의 여러 가지 심리·생리적인 역동적 체제'이다.

 이 정의에서 주목할 점이 두 가지 있다. 먼저 어떤 개인의 언동(言動)을 관찰하고 있다, 즉 외부에서 '나'를 보고 있다는 것. 다음으로 '개인 내부의 역동적 체제'는 경시적(經時的)으로 다른 인격이 나타날 가능성을 부정하지 않는 점이다. 어떤 환경에서 인격 A(A라는 '나'로 있는 상태)보다 인격 B(B라는 '나'로 있는 상태) 쪽이 알맞다고 느끼는 상황이 있을 수 있다.

 예를 들면 나는 평소 아키타 사투리를 쓸 기회가 전혀 없는데, 가끔 어렸을 때 함께 자란 아키타 친구와 만나면 사투리가 자연스럽게 나온다. 게다가 그때는 확실히 인격이 변했다는 것을 자각한다(어렸을 때의 느긋하고, 무뚝뚝한 인격). 미국의 정신과 의사 설리번(Harry Sullivan)의 '상대방 수만큼 인격이 달라진다.'는 유명한 문구가 떠오른다.

 미국은 자기주장을 확실히 표현하고, 직접적인 언어표현을 긍정하는 문화이다. 반면에 일본처럼 인간관계의 원활함을 중시하는 문화에서는 있는 그대로 자신의 욕망과 주장을 표명하기보다 온화하게 행동하고, 의사결정도 주위의 의향을 고려해 일을 진행하는 쪽이 적합하다. 잘 적응하기 위해서는 당연히 그 문화에 가장 적합한 언동을 구사할 필요가 있으므로, 동일 인물이 양쪽 문화에 완전히 적응해 있다면 영어와 일본어를 사용할 때의 언동이 전혀 다른 인상을 주게 된다. 예전에 미국에서 자란 대학원생의 인격이 영어와 일본어를 사용할 때 너무도 대조적인 모습에 놀랐던 경험이 있다. 요즘은 해외에서 살다 온 사람도 많으므로, 그 사람이 사용하는 언어에 따른 '인격 차이'를 관찰할 기회도 더 많아 졌다.

여하튼 다른 언어를 사용할 때 말하는 방식과 몸짓의 변화가 분명하더라도, 인격의 (상호 인지적인) 동일성이 유지되는 한 문제는 발생하지 않는다. 하지만 그런 전환이 잘되지 않고, 완전히 다른 인격이 나타나는 상태가 있다. 사람이 어떤 환경에 적응하고(가장 고통이 적은 상태로) 살아가기 위해 인격을 변화시키는 잠재적 시스템이 있는 것일까?

'24명의 빌리 밀리건'

이중인격이나 다중인격이라고 하면 로버트 스티븐슨(Robert Stevenson)의 『지킬박사와 하이드』가 생각나는 사람도 많을 것이다. 낮에는 인격자로서 사회적으로 존경받는 존재, 밤에는 어둠 속에서 불길하고, 냉혹한 범죄를 저지르는 존재. 한 사람 속에 둘 이상의 확실히 구별되는 인격(또는 고유의 내력을 지닌 인물)이 존재하고, 번갈아 가며 그 사람의 행동을 지배할 경우 다중인격(장애)이라고 할 수 있다. 전형적으로는 각각의 인격별로 다른 이름, 개인사, 자기상, 동일성을 지니고 있는데, 처음 인격은 얌전하고 의존적이지만, 다음 인격은 쾌활하고 적극적이다.

우리는 인간에게 하나의 인격만 있는 것을 당연시하지만, 나카이 히사오와 야마구치 나오히코는 인류사적으로 인격 단일설은 비교적 새로운 것이라고 고찰했다. 인격 단일설은 서구에서 유일신교, 특히 기독교와 관련이 깊은 것으로 생각한다. 신 앞에서 책임 있는 자기변호를 하기 위해서는 한 개의 인격이 아니면 곤란하다. "사람을 죽인 것은 내가 아니라, 다른 인격일 때의 소행임이 틀림없다. 그런데 그 인격상태일 때 소행은 전혀 기억나지 않는다." 등의 대답은 허용되지 않을 것이기 때문이다.

두 연구자는 인간의 의식을 단층구조로 인식하는 근대적 자아관이 이러한 기독교적 인격관의 연장선에 있다고 지적한다. 하지만 고대에서 현재까지 세계의 모든 문화에서 관찰되는 인간상은 그렇게 명쾌한 것이 아니다. 태어나서 죽을 때까지 명확히 구별되는 독자적인 인격이 있다기보다는 더 유동적이고, 과거부터 현재에 걸친 환경의 영향을 받기 쉬운 것 같다. 문화인류학자가 관찰한 아프리카의 인간관은 숲의 정령과 선조의 혼령에 개방된 다중구조로 되어 있다. 일본에서도 '노(能)'에 등장하는 시데(주연)에는 보통 과거 인물의 인격이 붙는다.

물론 서양에서도 이중인격 증례는 많이 보고된다. 엘런

버거(H. Ellenberger)는 대작 『무의식의 발견(The Discovery of the Unconscious)』에서 18, 19세기의 증례를 소개했다. 흥미로운 것은 어느 쪽이든 교대인격이 주인격보다 매력적이란 인상을 준다는 점이다.

 1789년 프랑스 혁명으로 유럽은 소란스러웠고, 프랑스에서 망명 귀족이 잇달아 독일의 슈투트가르트로 도피해 왔다. 그 모습에 깊은 감명을 받은 20세의 독일 여성이 갑자기 프랑스에서 태어난 귀부인의 예법과 몸가짐을 보이는 인격으로 바뀌었다. 흠잡을 데 없는 프랑스어를 구사하고, 오히려 독일어는 프랑스 여성이 말하는 것처럼 변했다. 그녀는 '프랑스인 상태'를 반복했는데, 앞서 프랑스인 상태였을 때의 자신의 언동을 완전히 기억했다. 그러나 독일인으로 돌아왔을 때는 자신이 프랑스인 상태였다는 것을 전혀 기억하지 못했다. 증례 보고자 그멜린(Eberhardt Gmelin)은 간단한 신호만으로 여성의 인격을 한쪽에서 다른 쪽으로 쉽게 바꿀 수 있었다고 한다. 최면을 통한 인격변화였던 것일까?

 다른 유명한 예는, 1816년 미첼(S. L. Mitchell)이 보고한 메리 레이놀즈(Mary Reynolds)란 여성이다. 영국 버밍험에서 미국 펜실베이니아 주로 가족과 함께 이주한 지 10년 뒤, 20살의 메리는 들판에 책을 들고 나갔다가 실신해 쓰러져 있는 상태로 발견되었다. 정신이 돌아왔을 때는 갓난아기와 같은 상태로 언어를 포함한 기억 전체를 잃어버렸는데, 그 후 급속하게 말을 습득했고, 재치 넘치며 농담을 즐기는 활동적인 새로운 인격으로 성장했다. 원래 인격은 조용하고 사려 깊지만, 우울하고 두뇌 회전이 느렸다. 그녀는 인격 교대를 반복했는데, 점차 전자의 기간이 우세해졌고, 숙면을 취한 후 후자로 바뀌는 양상을 보였다. 44세 이후에는 전자의 인격으로 정착했는데, 어느 쪽 상태에서도 다른 상태에 대해 인지하고 있었고, 상태가 변하는 것을 두려워했다. 전자의 인격일 때는 후자의 인격을 둔감하고, 머리가 나쁘다고 생각했기 때문이다.

대니얼 키스(Daniel Keyes)의 베스트셀러 『24인의 빌리 밀리건』은 대중의 호평을 받았다. 1977년 10월 27일 미국 오하이오 주 랭커스터에서 윌리엄(빌리) 스탠리 밀리건이라는 23세 청년이 체포되었다. 처음에는 단순 폭행 및 절도 용의자였으나, 조사를 거듭하면서 24명의 인격이 있는 다중인격자로 판명됐다. 정신과 전문가들이 감정에 동원되었고, 그에게 국적, 나이, 언어, 경력, 교양, 그리고 성별조차 다른 24명의 인격이 들어있다는 것을 알게 되었다. 국적은 미국인, 영국인, 유고슬라비아인, 오스트레일리아인, 유대인 등이었고, 나이는 3세부터 26세까지였다. 그의 성장 배경을 조사해보니, 8세부터 1년 동안 엄마의 재혼상대로부터 성적 학대를 받았고, 엄마가 폭행당하는 장면을 봐야 했던 과거가 있었다. 그 나이의 소년에게 견딜 수 없는 정신적 고통이었을 것이다.

사회병리를 반영하는 다중인격

다중인격장애는 왜 발생할까? 아직 정설은 없는 듯하다. 다른 인격이 나타나는 것은 대부분 최면상태에 있을 때이므로 그 존재를 의심하는 연구자도 있다. 그런데 다중인격장애는 그 사회의 병리를 반영하는 것 같다. 누마오 요시노부는 「다중인격, 일본사회에 경종을 울린다」라는 총설(總說)을 통해 다중인격장애가 시사하는 정신적 풍토의 왜곡을 지적했다.

다중인격장애는 미국사회에서 가장 많이 보고되고 있다. 1980년까지 보고된 수는 200례 전후였는데, 1984년에는 다중인격으로 진단받고 치료 중인 환자 수가 1,000례, 1986년에는 6,000례, 1990년대 초반에는 25,000례로 폭발적인 증가세를 보였고, 미국의 잠재적 환자 수는 인구의 1%(250만 명)라는 주장도 있다.

다중인격장애가 나타나는 배경을 조사해보면, 이와 같은 인격변화 현상은 견디기 힘들고, 괴로운 환경에서 작동하는 자기방어 기전이 아닐까 생각한다. 첫 번째로 대부분의 다중인격 장애인은 빌리 밀리건처럼 유년기에 학대당한 경험이 있었다. 콜린 로스(Colin A. Ross)는 다중인격장애로 진단된 102명 중 90%가 성적 학대, 82%가 신체적 학대, 95%가 둘 중 하나를 받았다고 보고했는데, 다른 연구자의 관찰도 대체로 이와 일치한다.

두 번째로 미국사회에서 아동학대 건수가 믿기 힘들 정도로 많다는 점이다. 1974년에 아동 학대 방지와 치료에 대해 연방법이 제정되었을 때 보고된 수는 6만 건이었는데, 그 후 급증해 1989년에는 53만 명(그중 성적 학대는 94,000명), 1992년에는 보고된 260만 건 중 학대가 확인된 것이 100만 건을 넘었다.

일본에서는 1988년 도쿄의 아동센터가 전국 규모의 조사를 했다. 반년 동안 1,039례가 보고되었으며, 그 내용을 보면 신체적 학대 275례, 부적절 보호 371례, 성적 학대 48례, 방치 229례, 기타가 116례였다. 1996년에 전국 175개소의 아동상담소에서 보고한 사례는 2,061건으로 증가했다.

살기 위한 언어게임

다중인격 치료에 풍부한 경험을 지닌 푸트남(Frederic W. Putnam)의 연구에 따르면, 모든 아이는 다중인격이 될 잠재적 가능성을 지니고 태어나는데, 정상적인 발육과정을 거치면서 통합된 자아 감각을 획득한다고 한다. 물론 타고난 다중'인격'으로 살아가는 것은 아니다. 하지만 발육 초기 단계에서는 아이들에게 행동과 의식의 유닛이 여러 개 존재하고,

소위 '단편 인격'이 해리(解離)된 상태로 존재하는 것이 보통이며, 발달단계에서 그것들이 통합되어 단일화한다. 영유아기부터 초등학생 시기에 심리적 외상을 경험하면, 어떤 종류의 기억과 자기감각을 스스로 분리해버리려 하므로 인격의 단일화가 방해받고, 성인이 되어서도 해리되기 쉬운 경향으로 남는다고 한다.

인간의 자아는 미분화 상태로 출발해서 어떻게 성장 과정을 통해 확정될까? 말의 습득에 따라 커뮤니케이션 당사자 겸 행위의 주체가 된다는 것은 추측할 수 있다. 그렇다면 인격은 말의 습득을 통해 복수 형성되고, 그것들이 통합되어 간다는 시미즈 데츠로의 '언어 게임 습득에 따른 주체 형성' 가설은 간단명료하고 매력적이다.

아기는 '응애' 하고 우는 것으로, 생리적 욕구와 신체 불쾌감에 대한 신호를 보낸다. '배고프다' '목마르다' '기저귀가 젖었다.'라고 울음으로 호소한다. 울음을 통해 "여기 엄마 젖을 먹으렴. 맛있지?" "기분이 안 좋구나. 기저귀 갈아줄게."라는 언어적 응답과 실제 행위적 대응이 돌아온다는 것을 학습한다.

발육이 진행되면 아기의 요구는 확실히 언어적이 되고, 살기 위해 '엄마 젖 언어 게임' '용변 언어 게임' 등을 습득해 간다. 이렇게 사람은 다양한 언어 게임으로 욕구를 충족하는데, 더 성장하면 이를 혼자서 하게 된다. 화장실에서 배설한다, 먹을 것을 찾는다, 옷을 갈아입는다 등 스스로 그런 행위를 할 때, 자신의 상대였던 게임 상대 역할을 자기 자신이 하게 된다. 따라서 자신의 요구를 표현한 언어적 커뮤니케이션을 통해 성립된 행위가 말(내적 언어)로 이어져 있어야 한다.

즉 현실에서 말을 하지 않더라도, 행위에는 '내적 언어'가 작용해야만 한다. 가토리 히로토는 그것이 없으면 특정 인지 테스트의 효율이 현격히 떨어진다는 것을 언어 발달 지연 아동들에게서 관찰했다. 아이들에게 3개의 버튼 가운데 소형전구를 켤 수 있는 하나의 버튼을 누르면 사탕을 준다는 것을 기억하게 했다. 그 후 점등이 되는 버튼을 얼마나 오래 기억하는지를 측정했다.

테스트에 참여한 아이들은 보기, 듣기, 신체적 동작에 전혀 장애가 없었는데, 말은 확실하게 습득하지 못한 상태였다. 그러나 일단 테스트에 필요한 말을 기억하게 되면, 그들은 정상 아이들과 동등한 높은 점수를 받았다. 이것은 말(내적 언어)의 존재 환기 능력을 설명한다.

결국, 인간의 판단, 사고, 행동은 말을 통해 이루어지고, 말과 일체화되어 있으므로 무엇을 할 때는 말로 파악된 행위만을 하는 사태가 나타난다. 말로 환기된 존재만 관계한다고 할 수 있다. 시미즈의 주장에 따르면 행위 주체가 자기 자신인 것은 확실하지만, 행위를 요청하고 성과를 평가하는 나와 요청을 받아들이고 행위를 실행하는 나로 '이중화'된다.

이중화가 발생하는 원인은, 인간의 행위가 복수의 인간 커뮤니케이션 프로세스로 성립한다는 점에 있다. '내'가 이렇게 이중화된 경우, 나는 단순한 내가 아니라 〈우리〉라는 방식을 취하는 나이다. 행위는 단순한 나의 행위가 아니라, 이중화된 나(우리)의 공동 행위가 되어, 현실의 인격은 〈이중화된 나〉로 성립하는 것이다.

시미즈의 설명대로 만약 인격이 언어 게임을 통해 형성된다면, 인격의 수는 언어 게임(또는 그 몇 가지가 통합·정리된 것)의 수가 증가함에 따라 늘어날 것으로 예상할 수 있다. 그렇다면 복수의 언어게임, 복수의 내가 성립되어 있는데, 어떻게 통일된 의사결정이 가능한 것일까? 의사에게 금연하라고 들었는데도 담배를 피우고 싶은 나와 폐암이 무서워 금연을 지속하고자 하는 내가 함께 존재하는 것은 곤란하다. 그때는 둘 중 하나가 불활성화됨에 따라 귀추(歸趨)가 결정되는 것으로 생각할 수 있다.

전인격(全人格)은 익숙한 언어게임군에 의해 정리된 복수의 역할 인격이 통합된 것이라고 할 수 있다. 전인격이 분열해 발생한 것이 다중인격이라고 단순하게 생각하면, 분열된 인격은 비교적 강한 역할 인격으로 통합되어 나타날 가능성이 크다. 그렇다면 분열되어 나타난 인격의 수가 많으면 많을수록 각각의 인격은 단순하게 된다(보통 다중인격 수는 10여 개이다).

실제로 빌리 밀리건의 증례에서는, 인격들이 '증오의 관리자' '고통의 관리자' '인생을 즐기는 자' '난폭자' 등으로 극히 단순했고 갈등은 없었다. 갈등은 '한 명의 나' 안에 있는 다수의 역할 인격 사이에서 발생한다.

회춘 현상

여기서 생물로서의 인간이 어째서 나·자아·인격이라는 다양한 각도에서 여러 이름으로 불리는 '작동'을 가졌는지 나 나름의 정리를 하겠다.

앞에서 이야기했듯이 올포트는 '인격은 환경에 대한 개인의 특징적인 행동과 사고를 결정하는, 개인 내부의 여러 가지 심리·생리적인 역동적 체제'라고 정의했다. 그 '체제'의 기본적 역할은 환경에 적응하는 것이다. 바꿔 말하면 사람의 '생명'을 주어진 환경에서 최소 고통으로 존속시키는 것이다. 이와 같은 관점에서 인지증 상태의 사람들의 인격에 관련된 언동을 살펴보자.

이시이가 보고한 '가상현실 증후군'과 아보가 관찰한 '치매 노인이 창조한 세계'를 보면, 거기에 살고 있는 사람들은 과거의 경험에 근거한 세계에서 살고 있다. 왜 미래가 아닌, 또한 현재도 아닌, 과거 세계냐는 의문이 생길 수도 있다. 거기에는 스티븐 코슬린이 말한 '뇌는 과거의 기억에 근거해 현실을 구성한다.'라는 벗어날 수 없는 과거의 속박이 준비되어 있다.

치매 상태에 있는 사람의 언동을 관찰해보면, 같은 과거라도 그것이 먼 과거인지, 가까운 과거인지에 따라 의미 차이가 있다. 그 예로 무로후시 군시가 보고한 '나이 역행(회춘)이 회복된 증례'를 살펴보자.

한 노인(84세 여성)은 자신이 26세라고 주장했는데, 치료로 상태가 호전되면서 46세라고 말했고, 다시 60세 정도, 나아가 70세, 결국 최근에는 78세(입원 시 나이)라고 했다. 나이에 관해 특별히 가르쳐주지 않았는데(다만 노인들끼리 있으므로 나이에 관해 이야기하는 경우도 있었다.) 약 3년 만에 이렇게 실제 나이에 근접한 사례가 있다. 이 노인은 나이뿐 아니라 현재 병원을 공장이라고 생각하는데, 월급도 비교적 나이 변화와 평행하게(약간 늦는 감도 있지만) 처음에는 5엔에서 점차 많아져, 현재는 3만엔 정도라고 했다. 또한, 쌀 한 되의 가격도 50전부터 시작해, 점차 올라가더니 현재는 500엔 정도라고 했다.

무로후시는 이것을 현재의 환경에 적응하고, 연결을 형성한 사례로 해석하고 있다. 주위 사람들과 '마음으로 친밀한 관계가 깊어진 상태'가 되고, '스스로 수건 개는 법을 다른 노인에게 알려주는 것'을 통해 긍지가 생기는 양상을 관찰할 수 있다. 그녀는 차(茶) 서비스를 하고 있는데 '어떤 역할을 가짐으로써 자기가 의식화되고 있는 것'이라고 무로후시는 분석했다.

반대의 진행을 겪는 사례도 관찰됐다. 다른 84세 여성은 결혼도 안 한 18세라고 말하며, 젊은 여성 같은 행동을 했는데, 그러다가 12세라고 주장하기에 이르렀다. 무로후시에 따르면 건망증과 치매 상태가 앞의 사례와 비슷한 정도인데, 이 여성은 완고하고, 마지막까지 양보하지 않는 성격 때문에 '마음으로 친밀한 관계'를 만들기 어려웠다. '마음으로 다가갈 수 없다.' 따라서 고립되고, '자기가 점점 희미해지고 있는 것'이라고 고찰했다. 즉 현재 자신이 놓인 다른 사람을 포함한 환경과 연결 형성이 잘되지 않는다. 여기서 무로후시가 말하는 '자기'란 이른바 '현재의 자아의식' 또는 '나'로 바꾸어도 틀리지 않다.

이 두 사례는 회춘 현상은 현재 환경에 적응한 정도(연결의 정도)가 높을수록 실제 나이(인격)에 가깝게 머무를 수 있다는 것을 시사한다. 요즈음은 그룹홈과 요양시설이 많고, 회춘 현상이 자주 발생하지만, 간병하는 사람이 바쁘므로 좀처럼 지속적 관찰과 기록이 어렵다. 다음 사례는 젊은 시절의 모습이 인상적이다.

85세 여성. 야츠히로 해(海)가 맑은 날에는 푸르고 평온하게, 비바람 치는 날에는 어둡고 거칠게 보이는 언덕 위 그룹홈에 살고 있다. 복도에는 겨울 햇빛이 들어오고, 그녀는 복도에 있는 거울을 보면서 백발이 된 것을 투덜대고 있다. 방의 소파에 돌아왔을 때 요양사가 "백발이 예뻐요."라고 말을 걸자 그녀는 홱 돌아서더니 "나한테 흰머리가 어디 있어요!"라고 쏘아붙였다. 그때 그녀는 20대 후반의 인격으로 돌아가 있었다. 그 시절에는 아직 부모님도 살아 있었고, 부친은 완력이 강한 유능한 농부로 그녀에게 믿음직스럽고 자랑스러운 존재였다. 그녀에게는 자주 보채는 젖먹이 아이가 있었다. 밤에 깬 그녀는 "어머! 아직 울고 있네. 엄마가 젖 줄게."라며 어느새 상냥한 엄마가 되어 있었다.

나이 든 그녀와 젊고 한창때인 그녀의 전환이 뚜렷한데, 보통 인지능력이 저하된 상태에서 환각 또는 인지장애로 결론지어지는 현상이다.

살기 좋았던 과거로

인지능력(특히 기억력)이 저하됨으로써 현재 환경과의 연결을 잃는다. 자신이 어디에 있는지, 왜 여기에 있는지, 지금이 언제인지. 연결을 만들고자 하는 노력은 보답 받지 못한다. 연결을 느낄 수 없는 세계는 심상적(心象的)으로 서먹하고 혼란스러우며, 이해할 수 없는 양상을 보인다. 여기서 발생하는 정동은 주로 불안인데, 불안은 쉽게 공포로 성장한다. 불안, 공포, 분노 등 생명을 위협할 때 발생하는 정동이 조절되지 않는 순간 섬망 상태로 이행하는 것으로 보인다. 제4장(112쪽)에서 소개한 이치마츠 인형 여성을 다시 생각해 보자.

그녀는 때와 장소에 대한 지남력이 없고, 반들반들한 이치마츠 인형을 자신의 딸이라고 생각한다. 돌아가신 어머니가 살아있다고 느끼고, 모르는 남성을 자신의 남편이라고 착각하는 그녀에게 '인지장애'가 있다고 진단하는 것은 누구라도 할 수 있다.

또한, 간략한 개인력과 경과 관찰만으로 그녀의 인격 특성을 추측하는 것도 어렵지 않다. 온화하고, 순수한 아이로 성장했고, 상냥한 어머니였으며, 남편을 사랑하고 공경하는 아내였을 것이다. 남편의 상태가 좋지 않다고 하자, 어렵게 빠져나온 병원으로 다시 돌아왔다. 물론 거기에는 병원을 빠져나왔다는 기억이 없고, 의사와 간호사의 얼굴도 기억하지 못하지만, 여기서 중요한 것은 자신의 행동을 받쳐주는 세계 인식을 거의 과거 경험의 기억에 의존하고 있다는 것이다.

우리가 객관적 '현실'이라고 인식하는 환경을 그녀는 공유하지 못한다. 그녀에게 지금 자신이 놓인 환경은 기본적으로는 과거에 살던 곳으로 보이는 듯하다. 하지만 낯선 사물이 있는 것처럼 보이니 혼란스럽고 몽롱한 광경일 것이다. 본 적 있는 것 같지만, 자세히 보면 낯선 사람들이 꿈틀거리는 듯 느낀다. 어수선하고 어딘가 이상한 환경에서 불안한 '나'는 그립고 잘 알던 과거로 돌아가려 한다. 현재와 연결은 있지만 없는 것과 같고, 과거와 연결이 강해진다. 거기에는 자신이 자란 익숙한 집과 논밭, 산천이 있으며, 키워준 부모님이 계신다. 사랑스러운 아이가 '엄마! 엄마!'하고, 상냥한 남편이 '나'를 안아주려 기다리고 있다.

 그녀는 연결이 더 강화되었으면 하는 세계를 창조해서 적응하고 있다. 인지심리학이 발견한 근본원칙은 '지각은 기대에 따라 조종된다(manipulate).'라는 것이다. 거기서 불안 없이 살아가기 위해, 세계가 어떻게 보이든 본인이 그렇다고 생각만 하면 되는 것이다. 기억력 상실로 현재와 연결이 끊어진 경우, 과거 세계가 현재의 '나'로서는 살아가기 편하다.

 반복하는 이야기지만, 환경 속 자극·정보를 기억하는 능력을 잃고, 환경과 연결을 형성할 수 없을 때에 발생하는 '가상현실 증후군'(이시이)과 '치매 노인이 창조한 세계'(아보) 역시, 코슬린이 주장한 뇌생리적 원리에 따라 행동을 관찰한 것이다. '사람들은 바깥에서 보는 것, 듣는 것, 만지는 것이 현실을 구성하고 있다고 생각한다. 하지만 뇌는 보고 듣고 만지는 지각을 과거의 경험에 근거하여 조립한다.

폭류(暴流) 같은 에너지

인격이란 환경에 적응하기 위한 역동적 심리 시스템이라고 설명했다. 이런 시스템이 필요한 이유는 우리가 주어진 환경에서 '생명'을 유지하기 위해서라고 생각한다. 다중인격장애와 치매 상태인 사람의 '회춘' 현상에서도 이 해석은 유효하다.

불교에서는 마음은 다양한 인연(원인과 조건)이 모여 성립한 현상이라고 해석한다. 지금까지의 사례들도 그 해석을 지지한다. 그렇다면 불교는 '생명을 유지한다.'는 기능을 어떻게 설명할까? 제4장에서 설명한 아라야식이 이에 해당한다.

생물학적 관점에서 보면, 아라야식은 유전 정보를 전달할 뿐 아니라, 세계 인식(세계 허구)을 포함한 생명유지에서 가장 기본적인 기능을 하는 시스템이다.

생명유지 기능 중 하나는 외부로부터 자극을 받아들이고, 그에 반응하는 것이다. 자극의 종류를 인식하여 생명유지에 적합하면 받아들이고, 부적합하면 차단한다. 짚신벌레는 먹을 수 있는지 없는지로 대상을 분별하고 그 세계를 구축한다. 세계 허구와 생명유지란 떼려야 뗄 수 없는 작용이고 또한 과정이다. 왜냐하면, 먹을 수 없는 것을 먹을 수 있는 것으로 오인한 세계 허구는 즉시 죽음으로 이어지기 때문이다. 그리고 그 과정을 거쳐 먹을 수 있다, 먹을 수 없다라는 정보가 다시 기억(훈습)되어 간다.

생명유지의 기본 패턴인 [자극 ↔ 반응 ↔ 기억]이라는 능동적 상호작용은 매우 많은 생물에서 발견되는 시스템이다.

이것은 유식(唯識)에서 보면 현행(現行, 바깥 세계와 관련된 현재 활동)과 아라야식으로 훈습된 종자(기억) 사이의 상호작용에 해당한다. 현행은 '자극'으로 발생한 감각, 거기서 얻은 인식에 근거한 행동 즉 '반응'에 따라 성립한다. 자극에 따라 발생하는 반응은 거꾸로 자극에도 영향을 주므로, 여기서도 양자는 상호작용 관계에 있고, 결국 [현행(자극 ↔ 반응) ↔ 종자(기억)]이라는 도식이 성립한다.

사람의 경우 말의 중개로 이 시스템의 효율이 비약적으로 좋아져 많은 정보를 집적(훈습)할 수 있다. 말을 매개로 하는지는 별개로 하고, 이 시스템 자체를 아라야식이라 부른다면, 사람은 물론 짚신벌레 같은 원시적 생물에 이르기까지 아라야식이 존재할 가능성을 생각할 수 있다.

『유식삼십송』을 보면 아라야식에 '폭류(暴流: 모든 선(善)을 떠내려 보낸다는 뜻으로 번뇌를 말함.—역주)' 같은 에너지가 있다고 한다. 그것은 '생명력 그 자체'로 해석해도 크게 다르지 않다. 아라야식은 다른 이름으로 아다나식(執持)이라고도 하고, '모든 현상하는 각 기관을 집착(執着)·유지(維持)하고, 모든 것이 생명을 받아들일 때 집착의 근거가 된다.'라고 설명하고 있다.

실제로 상당히 중증 치매 상태에서도 아라야식의 에너지를 느낄 수 있는데, 돈을 도난당했다는 망상의 뿌리 깊음과 섬망 상태의 격렬함에서 엿볼 수 있다.

생명이 나를 살게 한다

아라야식이라는 생명유지에 관련된 시스템을 끌어낸 이유는, 다중인격과 인지능력이 저하된 상태에서 나타난 '회춘' 인격의 의미를 고찰하는데 효과적이라 판단했기 때문이다. 요컨대 아라야식은 생명을 유지하기 위해 인격(주관적으로는 '의식')을 바꾸는 것이 가능하냐는 것이다.

윌리엄 제임스는 우리에게 중층적 의식구조가 있다는 것을 가장 먼저 주장한 철학자이다. 그 주장은 현대의 많은 임상심리학자, 종교철학자, 심리철학자에게 영향을 주고 있다. 그는 주로 아산화질소에 의한 '중독'을 관찰하고, 아래와 같은 결론을 내렸다(웃음가스라고도 하는 아산화질소는 마취에 사용된다).

우리가 합리적 의식이라 부르는 의식 즉, 우리가 정상적으로 눈을 뜨고 있을 때의 의식은, 의식 중 하나의 특수형태에 불과하다. 이 의식 주위에 매우 얇은 막을 사이에 두고 빙 둘러싼 잠재적인 다양한 형태의 의식이 있다. 우리는 이와 같은 형태의 의식이 존재한다는 것을 깨닫지 못하고 살아간다. 하지만 필요한 자극을 주면 한순간 그런 형태의 의식이 완전한 형태로 나타난다. 그것은 어딘가에 적용되고 적응하는 명확한 형태의 심적 상태일 것이다. 이러한 보통과 다른 형태의 의식을 완전히 무시하고 우주 전체를 설명할 수 없다.

나의 임상관찰도 이를 지지한다.

우리는 현재의 의식 그리고 의식활동의 통합체인 자아가 유일무이한 존재양식이라고 생각한다. 하지만 최면과 같은 암시 자극을 받으면, 다른 인격이 나타나기도 한다. 흥미로운 점은 다른 인격이 주인격에 비해 반드시 영향력이 약한 것은 아니란 사실이다. 메리 레이놀즈의 예에서도 제2 인격이 주인격보다 지적이고 예민하며 활발했다. 헨리 일렌베어거가 지적한 것처럼 최면을 이용하는 정신요법자들 다수가 이와 같은 현상을 관찰했다.

지금까지 이야기한 문맥에서 생각해보면, 바깥 세계의 자극에 대해 적절한 반응을 하기 위해서는 먼저 인격적 통합성이 유지될 필요가 있다. 물론 그 최종 목적은 '생명'의 유지일 것이다. 그렇다면 '생명'은 자신을 존속하기 위해 정황에 따라 인격을 선택할 수 있는 것 아닐까? 라는 생각을 할 수도 있다.

'생명'에 인격을 바꿀 힘이 있다면, 우리가 어떤 의문도 품지 않는 '생명'에 대한 분석적 진술형식은 틀린 것이 된다. '주어·술어' 관계에서는 술어가 주어의 성질과 기능을 설명하는 역할을 지니고 있다. 그렇다면 '나는 생명을 가지고 있다.'라든지 '나는 살아 있다.'라는 표현은 본말전도이고, '생명이 나를 살게 한다.' '생명이 당신이라는 형태로 나타난 것이다.'라는 표현이 명제로서 더 적절하다고 생각한다.

어린 시절 에도가와 란포의 추리소설 『괴인 20면상』을 애독했다. 그(그녀라고 해야 할까?)가 어떤 때는 노신사, 어떤 때는 요염하고 아리따운 귀부인으로 나타나는 것에 매료되었다. 하지만 '20면상이 귀부인으로 나타난다.'라고 할 수는 있어도, '귀부인이 20면상을 하고 있다.'라고 표현할 수 없는 것 아닐까?

나는 한 사람의 생물학도로서, 단순한 '생명'보다 조금 더 한정된 설명 개념이 필요하다고 생각한다. 그것은 어떤 인격에서 다른 인격으로, 어떤 자아의식에서 다른 자아의식으로 바뀌는 것을 가능케 하는 시스템이다. 고대 인도의 승려가 고안한 아라야식은, 생명유지에 관계됨과 동시에 생명에 집착한다는 근본적인 작용을 하고 있다는 의미에서 시스템으로서 자격을 갖추고 있다. 아라야식은 생명에 집착하기 때문에 생명유지를 위한 인격 전환, 자아의식을 바꾸는 것조차 마다치 않는다.

실체적 자아는 존재하지 않는다

 인생의 최초 시기인 아기가 살아가는 방식을 앞에 기술했던 [자극 ↔ 반응 ↔ 기억] 또는 [현행(자극 ↔ 반응) ↔ 종자(기억)]라는 시스템의 작동 관점에서 생각해 보자.
 아기는 공복이라는 자극에 대해 울음을 제1 반응으로 하고, 다음에 엄마 젖이라는 기분 좋은 자극과 함께 '배가 고팠나 보구나.'라는 쾌적한 언어자극을 받는다(시미즈가 이야기한 '엄마 젖 언어 게임'이다). 엄마 젖과 상냥한 말이라는 생존에 적합한 자극을 받아들이는 것이 적절한 제2 반응이다. '반응'이란 배고플 때 울고, 엄마 가슴에 입을 대고, 젖을 빨아 먹기까지 일련의 동작이 협조를 이룬 '반응계'이다.
 울면 엄마 젖과 상냥한 말, 그리고 엄마의 품에 기분 좋게 안기는 자극이 주어진다는 현행(現行)은 종자로서 훈습(기억)되고, 아기의 학습에 따라 이 시스템의 효율과 반응의 종류는 늘어간다. 엄마의 미소 자극에 대해 미소 반응으로 응하는 학습, 똥이 나오는 불쾌한 자극에 대해서도 엄마의 주의를 끄는 반응을 한다. 불쾌 자극이 사라질 때까지 주의 환기 반응은 계속된다. 기저귀를 갈아줄 때 엄마 목소리와 불쾌 자극의 소실은 세트 정보로서 훈습된다. 이때 쾌감, 불쾌감 또는 생명유지에 적합, 부적합한 자극에 대한 반응은 아라야식으로 프로그램되어 가는 것이다.

최근 발달심리·행동학적 관찰은 '나'의 형성에 관해 더 자세히 음미하고, 생각할 수 있는 실마리를 제공한다. 예전에는 건강한 영아가 자거나, 눈을 뜨는 것을 연속적인 상태변화로 알고 있었다. 하지만 현재는 확실히 불연속적인 5개나 6개가 한 세트인 '행동상태'(behavioral states)로 이해하고 있다.

각각 상태는 환경의 자극에 대해 전혀 다른 반응을 보인다. 자는 아기의 요람을 살짝 흔들어 보자. 깊고 규칙적인 수면상태(상태 I)라면 큰 소리로 울기 시작할 것이다. 하지만 같은 자극이라도 얕고 불규칙한 수면상태(상태 II)라면 아기는 거의 반응하지 않는다. 하나의 상태에서 다른 상태로 바뀌는 전환을 폴리그래프(polygraph: 뇌파·근활동·안구운동·안진(眼振)·심장박동·호흡 등 여러 가지 생리적 현상을 동시에 기록하는 장치.-역주)로 조사하면, 다중인격에서 인격변환 시의 심리·생리적 변화와 똑같다고 한다. 여기서도 어떤 환경에서 생명을 유지하는 시스템은 '괴인 20면상'이 지닌 레퍼토리를 떠오르게 한다.

이상의 정보는 시미즈의 '언어 게임' 이론을 기본적으로 지지할 뿐 아니라, 사람에게는 원래 '다중인격'이 될 가능성이 내포되어 있음을 시사한다. 영아의 발달과 함께 '행동상태'(게임)의 수가 늘고, 1세 이상이 되면 '행동상태'의 개별성을 구분하기 어려워진다. 하지만 이 '행동상태'는 어른에게도 남아있다. 예를 들어 기분장애의 정동 상태나 불안장애·공포증에서의 불안상태 등 정신장애에서 관찰된다.

지금까지의 '나'와 '인격'에 대한 논의를 요약하자면, '나' '인격'도 하나의 현상으로 조건이 갖추어지면 다양한 요인이 서로 관계를 맺고 그 현상을 나타나게 한다. 불교에서 말하는 모든 것이 '인연'으로 일어난다는 법칙으로 정리할 수 있다. 바꿔 말하면 '실체적 자아'는 사람의 발육 과정에서도, 죽음에 근접해 가는 노화과정에서도 관찰할 수 없다.

제7장

질환을 만드는 현대 사회

생명과 나이의 함수

'인지증은 병일까? 노화일까?'라고 적으면, 알츠하이머 관련 연구자들에게서 '이 사람 머리가 어떻게 된 것 아니야?'라는 시선을 받을지도 모르겠다. "우리가 밝혀낸 임상 양상과 병태 생리를 완전히 부정할 생각이시오!'라고 화를 낼 수도 있다.

하지만 내가 하고 싶은 이야기는 의·과학적 방법론과 그 성과가 아니라, 그 방법론을 적용하기 위한 전제에 관한 문제이다. 그러므로 질환의 개념과 어떤 상태를 질환이라고 명명하는 프로세스, 그 기반이 되는 심리에 관해 자기 생각을 분명히 밝힐 필요가 있다.

평소 건강하다고 생각하는 사람이라도 감기 한번, 복통 한번은 앓았을 것이다. 그러므로 본인의 경험으로 병에 걸렸을 때의 불쾌감을 이해할 수 있다. 영어로 '질환'은 'disease' 즉 ease(편안함, 안락함)가 dis(부정, 이탈) 상태인 문자 그대로의 표현이라 할 수 있다. 조금 더 자세히 설명하자면 일본어 사전「고지엔」에서는, 질환을 '생물의 전신 또는 일부분에 생리상태의 이상을 초래해, 정상 기능을 유지하지 못하고, 여러 가지 고통을 호소하는 현상.'이라 정의하고 있다.

문화가 다른 영어권의「웹스터 대사전(제3판)」에서는 이렇게 기술하고 있다.

a: 평안, 평온이 없는 것. b: 동물, 식물의 전신 또는 부분의 정상상태가 손상된 것으로, 생명기능의 수행이 저해 또는 변경된 것. 그것들은 환경인자(저영양, 산업 위험, 기후), 감염인자(기생충, 세균, 바이러스), 생물의 내적 결함(유전자 이상)의 단독 또는 복합요인에 대한 반응이다.

꽤 상세히 설명되어 있는데, 두 정의에 공통된 포인트가 세 가지 있다. 첫째, '평안을 잃은 상태이다.' 즉 어떤 형태의 고통이 있다. 두 번째는 '기능 이상'이다. 그리고 세 번째로 주목해야 할 것은 '노화'가 언급되어 있지 않다는 점이다.

노화는 병인(病因)도 병적 상태도 아니다. 고령자의 죽음과 가장 강한 상관관계를 보이는 것은 나이가 드는 것 즉, 노화의 진행이므로, 노화는 죽음에 대한 '병적 인자'가 아니라 '필연적 과정'으로 이해할 수 있다.

이러한 이해는 생명의 본질에 관한 해석 즉, 존재론적 인식에서 발원한다. 모든 생명이 탄생, 성장, 노화, 죽음의 과정을 거치는 현상이라는 인식이다. 노화는 죽음에 이르는 '병적 원인'이 아니라, 생명이 거치는 과정이고, 또한 독자적인 표현을 가진다. 이는 질병이라는 상태를 이해하기 위해 절대적으로 필요한 전제가 된다.

원래 시간은 '현상의 변화가 이어져 생기는 것'으로 정의한다. 가령 지금 대상으로 주목해야 할 현상이 존재하지 않거나, 현상이 영겁(永劫)으로 전혀 변화하지 않는 경우, 그 현상에 관해 시간은 없는 것이 된다(변화하지 않는 현상은 빅뱅을 통해 지구가 탄생한 이래 없었지만). 어떤 현상이 하나의 상태에서 다음 상태로 변하는 것은 '시간을 표현하는 것'이고, 동시에 '시간에 의해 표현되는 것'이기도 하다.

우리가 허심탄회하게 사물(현상)을 바라본다면, 이 사실을 자연스럽게 받아들일 수 있다. 아기는 '오늘은 몇 월 며칠이다.'라는 시간에 대한 지남력이 없고, 돈 계산도 못 하는데, 우리는 그것을 당연하다고 이해한다. 생후 3개월 아이가 '나이'의 표현으로 이런 기능을 발휘할 것이라고는 아무도 기대하지 않는다. 마찬가지로 나이를 먹으면 피부에 검버섯과 주름이 생기고, 근력, 운동 기능, 대사 능력이 점점 저하하는 것이 당연하다. 그렇다면 뇌의 형태도 위축되어 이지러진 것처럼 보이고, 기억력이 나빠지고, 시간에 대한 지남력이 저하하는 것은, 시간(나이)의 표현이라고 이해하는 것이 자연스럽다.

생명의 형태와 그 기능은 나이의 함수로 존재하고 표현된다. 그 표현이 자연스러운지 병적인지는 그것을 경험하는 사람, 관찰하는 사람의 해석에 따라 완전히 달라질 수 있다.

길게 늘어진 회색 지대

고령자는 객관적으로 '질환'을 갖고 있더라도, 정작 본인은 그렇게 생각하지 않는 경우가 많다. 사쿠 시에서 고령자 검진에 종사하고 있을 때, 검진을 받는 사람에게 질문표를 주고, 자신의 건강상태와 질환에 대해 응답을 받은 적이 있다. 대부분 '건강'하다고 대답했는데, 대부분 고혈압, 관절염, 당뇨병 등 무엇인가 '질환'을 앓고 있었다.

'객관적'으로 질환이 있으므로 WHO(세계보건기구) 기준으로는 사쿠 시 노인 중 대다수가 환자이다. 하지만 그들이 가진 '질환'은 고통이 그다지 심하지 않고, 약물 등으로 관리 가능한 기능 이상(예를 들어 혈압을 정상범위로 유지하는 기능의 저하)이 주된 것이다. 따라서 주관적 기준을 존중하면, 본인이 큰 고통을 느끼지 않고 각자의 생활을 영위하는 데 지장이 없는 한, '나이에 상응하는 건강한 상태'라 느끼더라도 전혀 이상하지 않다. 즉 '건강'한 것이다.

이 '주관적으로 건강'하다는 심리는, 암 같은 치명적인 질환을 앓고 있는 사람에서도 관찰된다. 제5장에서 소개한 가가와 신가의 진행암 환자에 대한 조사에서, 그들이 '그래도 건강'하다고 느끼는 까닭은 스스로 사회와 주변 사람들에게 유용하고, 받아들여지고 있다는 실감 때문이라 했다.

노화에 따른 기능 저하나 명백한 질환이 있더라도, 자신이 가족과 친구를 포함한 넓은 의미에서의 사회환경과 잘 연결되어 살아간다는 감각만 있다면, 그 사람은 '건강'하게 살 것이다. 노년기는 이른바 길게 늘어진 회색 지대(grey zone)로 '질환'이라 생각하면 '질환', '건강'하다 생각하면 '건강'한 심리현상이 일상적으로 나타난다.

느긋하게 시간을 보내는 전통적 문화사회에서는 기능 저하가 생긴 고령자에게 '건강하다는 생각'을 주는 시스템이 존재한다. 제3장에서 살펴본 높임말 체계가 하나의 예이고, 자바와 태국 등 동남아시아의 여러 문화에서도 관찰할 수 있다. 보통은 사회적 실적이 있는 사람에게 경의를 표하지만, 인지능력이 저하된 노인에 대해서도 경의를 표하는 예절은, 그 사람이 자신의 인생을 가치 있는 것이었다고 느낄 수 있게 해준다.

잘 연결됨

제1장에서 살펴본 스기나미 구의 '정상 노인·노망 노인' 조사에서는 '정상 노인'으로 분류된 사람 가운데 10% 가량

이 상당한 지능 저하가 진행되어 있었다. 그들은 인지능력이 저하되어 있지만, 자신과 주변 사람 모두 건강하다 생각하고 있었고, 오키나와 현 요미탄 촌의 조사에서도 27명이 명백한 '치매'였는데, 주변증상을 보이지 않았다. 그들은 경로사상으로 보호받으며 평온하게 생활하고 있었고, 이는 베트남에서도 유사하게 관찰되었다.

주변증상 없이 평온하게 사는 것은 인지능력이 저하된 사람의 '적응'을 나타낸다. 그렇다면 고령에다 뇌 기능 저하가 있더라도, 가족과 지역사회, 자연 등 '나를 둘러싼 환경'과 잘 '연결'되어 있고, 불안 등 정신적 '고통'을 느끼지 않고 생활할 수 있다면, 기능 저하는 '노화의 표현'이라고 생각할 수 있다.

지금까지 살펴본 정의에 따르면 질환이란, 나이에 상응하지 않는 기능 이상(항진이나 저하)이 있는 경우, 또는 나이에 따른 (예를 들어 뇌의) 기능 저하가 있으면서 '고통'이 있는 상태이다. 자신이 처한 환경과 잘 연결되어 고통이 완화되거나 사라진다면, 그러한 연결 여부가 질환 유무를 결정한다고 생각할 수도 있다.

인지능력이 저하된 고령자의 '잘 연결됨'이란, 스기나미 구, 사쿠 시, 오키나와의 조사를 근거로 생각해보면, (1) 주위에서 항상 연장자에 대한 경의를 표할 것 (2) 느긋한 시간을 공유할 것 (3) 그들의 인지능력을 시험하지 않을 것 (4)

좋아하거나 할 수 있는 일을 격려할 것 (5) 언어적 커뮤니케이션이 아니라 정동적 커뮤니케이션을 활용할 것 등으로 형성된다.

질환의 증식

2006년 6월, 영국의 의학잡지 「란셋(Lancet)」에서 알츠하이머병 관련 세미나를 개최했다. 인지증 유병률(질환이 존재하는 비율)은 서구사회에서는 85세 이상에서 24~33%로 추정된다고 한다. 개발도상국의 보고가 아직 부족한 상태이지만, 인지증 환자의 60%가 서양에 있다는 것이다.

이 보고는 두 가지 의미에서 흥미롭다. 첫 번째로 인지증 대부분을 차지하는 알츠하이머병은 밝혀낸 지 반세기가 채 안 된 질환이라는 것이다. 서론에서 이야기했듯이 미국에서는 겨우 4반세기 만에 환자 수가 10배로 급증했다. 알츠하이머병이 감염질환도 아니고, 미국의 노인 인구도 그렇게 증가하지 않았다면, 이 사이 미국사회가 이 '질환'의 존재를 깨닫게 되었다는 것이다. 이는 의학뿐만 아니라 환자 가족, 정치인이 모두 어우러진 사회운동으로 이루어졌다.

의학적으로는 당시 '노인성 치매'라 불리며, 뇌의 동맥경화로 인한 것으로 생각하던 상태가 알츠하이머병으로 인식이 바뀌면서, 노인성 치매가 미국 사망원인의 4위를 차지하자 주의를 기울이게 되었다. 다음으로 국립노인병연구소가 발족했고, 많은 연구비로 연구자를 모아 성과를 발표하도록 장려했다. 또한, 의학계는 극히 가벼운 인지능력 저하가 있더라도 '경도 인지장애(MCI)'라는 경계영역을 만들어, 그것이 진짜 알츠하이머병으로 이행할 가능성이 높다는 것을 시사했다. 미국과 같이 활력은 있지만, 불안한 마음으로 가득 찬 사회는 이런 질환에 관심이 많을 수밖에 없다.

사회적으로도 '알츠하이머병과 관련질환협회(ADRDA)'라는 환자 가족을 중심으로 한 조직이 결성되었고, 의회와 언론에 활발하게 참여하고 촉구했다.

두 번째로 질환을 발견하는 쪽이 바쁜 사회, 선진국에서 단연 많다는 것이다. 여기에는 몇 가지 이유가 있는데, 개발도상국 중에는 소말리아, 케냐, 수단, 네팔, 스리랑카, 아이티 등 정치가 불안정하고, 보건통계를 잡기 어려운 나라가 여럿 있다. 인구 구성이 젊은 사람에 편중된 다산다사형 국가도 그럴 것이다. 하지만 문화인류학적 관찰과 동경대 국제보건대학원에서 개발도상국을 방문해서 얻은 경험을 토대로 이야기하자면, 전통적 관습이 강하게 남아있는 이런 사회에서는 인지능력 저하를 '질환'이 아니라, '노화의 표현'으로 인식하는 경우가 많은 듯하다.

'표현'은 보는 사람의 관심과 문제의식, 그리고 정동에 따라 다르게 해석된다. 어떤 환경이 어떻게 질환화되는지 그 심리적 요인을 생각해보자.

고통을 질환화하다

무지개라는 기상 현상은 세계 어디서나 나타나지만, 문화에 따라 무지개의 색 구분이 다르다. 일본은 7색, 영어권은 6색(남색이 없다.), 북로디지아(잠비아)에 사는 부족은 3색이다. 문화별로 그 현상에 대해 얼마큼 관심이 있는지에 따라 나타나는 현상이다. 일본에서 눈과 얼음의 색은 '흰색' '투명' 등 극히 적지만, 이누이트(Innuit) 문화에서는 몇십 가지 색깔로 표현한다. 소와 함께 생활하는 마사이족에서는 소의 얼룩무늬에 대해 백 가지도 넘는 구별이 있다고 하는데, 우리는 얼룩소 정도밖에 없다.

얼음과 눈의 색, 소의 얼룩무늬에 생활상 중요한 의미가 있다는 것은 어렵지 않게 상상할 수 있다. 사냥감을 노리기 위해 눈과 얼음 상태는 반드시 필요한 판단의 근거이고, 소의 얼룩무늬는 소유물 구별에 필수이다. 관심이 많으면 많을수록 세밀하게 구별하는 것이다.

제4장에서 설명한 소쉬르의 비유에서 세계는 아무 무늬 없이 연결된 사막 같은 것으로, 말을 통해 그물코 모양으로

분절하는 것이라 할 수 있는데, 이것은 감각적으로도 받아들일 수 있다. 외부에서 처음 바라보는 열대수림은 단순히 풍성한 녹의 연속과 같고, 발을 디딘 적 없는 초지는 그저 잡초가 무성한 것처럼 보인다. 하지만 나무 이름을 알고, 풀의 속성을 알게 되면 산림도 초지도 분절되어, 표정이 나타난다.

세계가 모두 그런 성격을 지니고 있다면, 그물코가 없는 현상세계에 안주할 수 없는 '불안한 마음'은 항상 세계를 새로이 분절해 갈 것이다. 특히 의학 세계에는 그런 사례가 많다. 예를 들어 '무슨 무슨 증후군'류인데, '우울증'으로 간주하는 상태도 때때로 고개를 갸웃거릴 수밖에 없는 경우가 있다.

질환의 정의에서 기본은 '안락함'이 사라진 것이므로, 현재 상태에 대한 불안과 불만 등 명확히 고통이라고 할 수 없는 고통이 있다면, 이미 질환의 싹이 텄다고 할 수 있다. 그것은 자신이 놓인 세계와 '잘 연결되어 있지 않다.'는 상황에서 발생한 것으로 생각한다. 곤경을 한 번 넘어서면 세계와의 연결은 더욱 강해진다. 옛날에는 젊은 시절의 번민 등을 인간적 성장을 이루는 데 필요한 과정이라 생각했지만, 현재는 정신적 고통에 가치를 두지 않는 경향이 강해지고 있다. 이런 상황에서 가장 손쉽고 빠른 대응이 그 고통을 '질환화'하는 것이다.

정신과 진단기준으로 사용되는 DSM(Diagnostic and Statistical Manual)을 보면 '의욕이 없다.' '잠을 자지 못한다.' 등의 증상이 있는 기간이 길면 잠정적으로 '우울증'이란 진단이 붙는다. 빚에 허덕인다, 실연당했다, 술 때문에 회사에서 해고당했다, 동거인과 사이가 좋지 않다 등 이유가 있어도 항우울제를 처방받는다. 하지만 이런 예들은 질환에 의한 우울 상태가 아니므로 항우울제가 효과적이지 않다. 이런 사람들은 자기를 제어할 힘이 약하기 때문에, 조금이라도 잠이 안 오면 수면제를 원하고, "저는 PTSD(외상 후 스트레스 장애)를 앓고 있으니 진단서를 써 주세요."라고 요구하기도 한다. 젊은 정신과 의사들은 별 저항 없이 수면제와 항우울제를 처방하고, '이 환자는 몇 점이니까 우울증' '앞으로 이와 같은 증상이 3일 더 지속하면 심한 우울증' 그리고 약이 효과가 없으면 '이 증례는 치료 저항성이군.'이라는 진단을 내린다.

'인간은 잠 못 이루는 밤을 견디며 성장한다.'는 말처럼 옛날에는 당연했던 해석이 더는 통하지 않는다. 생활에서 만나는 유쾌하지 않은 일들, 고통을 동반한 경험 대부분을 심적 외상으로 간주하는 방향으로 변화하고 있다. 고통을 동반한 경험에서 의의를 발견할 수 없다면, 그것을 자기에 대한 악의적인 공격으로 초래된 트라우마라 느끼는 것도 이해할 수 있다.

특히 시장원리주의가 횡행하고, 사람을 해고해 효율을 높이는 것을 당연시하는 경쟁사회에서는 고통의 의의를 찾는 것이 더욱 어려워졌다. 따라서 고통을 겪는 사람은 의료기관을 방문하게 되고, 이는 결국 '고통'을 '질환화'하는 것이다.

자유와 불안

사람은 배움으로 새로운 지식 영역을 확장하고, 기능을 습득하며, 사람들을 알아간다. 배운다는 '경험'은 그 사람과 그 사람이 속한 세계와 연결을 강화한다. 어떤 경험이든지 다소간의 배움, 고통, 즐거움 따위의 요소가 들어 있고, 그 경험을 '배움'으로 인식하는지 아니면 '즐거움' '고통'으로 인식하는지 그 정도에 따라, 경험 자체의 인상과 그로 인한 결과도 크게 달라진다.

경험하는 사람의 심리상태에 따라 인식의 양상은 크게 달라진다. 아무 생각 없을 때와 불안할 때는 경험에 대한 인상과 배움이 전혀 다르다. '불안'이란 앞으로 무엇이 일어날지 알 수 없을 때 발생하는 불쾌한 정동이라고 간단히 정의했다. 앞으로 일어날 일에 대해 지식이나 정보가 없는 상태를 다른 말로 표현하면, 그것과 자신의 관계성을 알 수 없다는 것이다. 자신이 속한 세계와 자신의 '연결'을 잃거나, '연결'이 보이지 않는다는 인식에 동반된 감각이다. 일반적으로

'질환화'를 일으키는 심리의 기저에는 이처럼 '연결 상실'이라는 인식과 감각이 항상 존재한다.

역사적으로 보면 사람은 살아가기 위해 항상 땀 흘리며 일해 왔다. 일이라는 '경험'에는 배움, 즐거움, 고통이라는 요소가 분간하기 힘들 정도로 뒤섞여 있다. '살아간다'는 것은 자신과 세계를 연결하는 작업인데, 연결이라는 감각은 안심을 주면서 한편으로 속박된다는 감각이기도 하다. '사람은 자유로워야 한다.'라는 슬로건에서 속박에 대한 강한 혐오감을 읽을 수 있다.

16세기부터 영국인들은 조국의 종교적 핍박, 정치적 혼란, 자본주의 발전에 따른 경제적 빈곤 등을 피해 신대륙으로 이주했다. 원주민을 살육하거나 몰아내고, 자립 자존 노력을 통해 경제적 욕망이 시키는 대로 부를 추구하면서 '자유'로운 사회를 만들었다. 하지만 거기에는 홉스(Hobbes)의 '만인의 만인에 대한 투쟁 상태'라는 의식, 근원적으로 다른 사람에 대한 불신이 깊은 동시에 강한 '불안'이 널리 퍼져 있었던 것 같다. 이는 현재 미국사회에서 나타나는, 정신의학적 보상행위로서의 과식에 따른 비만과 우울증의 높은 유병률에서도 엿볼 수 있다.

일본도 불안이 널리 퍼져 있다는 점에서는 미국에 절대 뒤지지 않는다. 패전국으로서 전승국의 가치관을 무조건 옳은 것으로 받아들여야 했기 때문에, '인간은 자유·평등한 권리를 지닌 존재'라는 사상이 주입되었다. 개인이 전체에 봉사하는 것은 '전체주의'라며 피하게 되었고, '가문'이라는 제도는 폐지되어 대가족에서 핵가족으로 바뀌고, 지역주의는 옅어졌으며, 인간관계도 희박해졌다. 전후 경제발전에 따라 삶은 분명히 풍요로워졌다. 번거로운 연결을 점차 끊어가고, 자유로운 개인이 민주사회를 이룩했다고 여겼지만, 이와 함께 불안이 널리 퍼지게 되었다.

'연결'의 부재에 따른 불안한 마음이 '질환'이라는 라벨을 달게 된 것은, 심리역동적으로 무엇인가에 연결되고 싶은 욕구의 표현으로 보인다. 풍요로워지고, 인간관계가 옅어졌으며, 경쟁이라는 타인 불신의 분위기에 빠진 환경에서는 '질환화'의 진행을 피할 수 없을 것이다.

언어 습득의 심리 단계

여기서 환경이나 세계와의 '연결'에 대해 조금 더 분명하게 설명할 필요가 있다. 세계와의 연결 현상에는 심층의식적 행위가 핵심인데, 그에 대한 설명은 현재 나의 능력으로는 거의 불가능하다고 느낀다. 하지만 비슷하게라도 구체적 이미지가 있는 편이 좋을 것 같다.

세계와 연결하는 행위의 대표적인 예가 언어의 습득이다.

어떤 나라에서 생활하는데, 그 나라의 언어를 할 수 없다면 생명을 부지하는 것조차 어려워진다. 모국어는 고생한다는 생각 없이 어느새 사용하고 있으므로 '연결'이라는 과정을 의식할 수 없다. 또한 '엄마'라는 단어는 안아주고, 젖을 주고, 자장가를 불러주는 등의 감각과 처음부터 연결되어 있다. '엄마'라는 단어 즉, 지시기호는 처음부터 대상 그 자체를 표상하고 있다.

어느 정도 나이가 든 뒤에 외국어를 배울 경우, 습득의 여러 단계를 어쩔 수 없이 의식하게 된다. 기억력이 둔해진 뇌 주름을 혹사해 지시기호와 그 대상을 연결하는 작업은 매우 힘들다. 하지만 동시에 진보 즉, '연결' 과정을 느끼고, 거기에 작용하는 연결 형성의 다이너미즘도 짐작할 수 있다.

첫째, 기억력이 저하되어 있지 않아도, 습득에 필요한 주체적 요인은 '꾸준한 노력'(인내와 적극성)밖에 없다. 외국어를 자연스럽게 습득할 수 있는 나이를 지난 다음 마스터하겠다고 생각한다면, 매일 연습하고 또 인내가 필요하다. 그리고 그 외국어를 모국어로 하는 사람들에게 말 거는 적극성이 필수이다. 그 언어생활에 뛰어들지 않고서는 그 문화에서 사용하는 단어의 의미를 제대로 이해할 수 없다.

둘째, 습득에는 단계성이 있다. 외국어를 자유자재로 구사하기까지 경과는 완만하지 않다. 인내라는 심리요인이 필요하고, 발전이 느껴지지 않는 기간은 그야말로 '참을 인'자셋이다. 배우기 시작할 때는 흉내를 내고, 다음으로 자신의 의사를 전달하기 위한 문장을 만들 수 있어야 한다. 처음에는 매일 반복하는 동일한 '인사'를 하는 지루한 단계이지만, 어느 날 갑자기 간단한 문장 정도는 술술 말할 수 있음을 깨닫게 된다. 일상회화 정도라면 비교적 빨리 도달할 수 있는데, 자기 생각을 개진하기 위해서는 더 많은 연습이 필요하다(실제로 모국어라고 해도 재능과 말을 조직하는 훈련이 없으면 그 언어문화의 최고 수준까지 구사할 수 없다). 자기 생각을 발표할 기회가 주어지는지 아닌지에 따라 발전 속도가 달라지는 것도 당연하다.

 심리적으로는 단계를 올라갈 때마다 그때까지의 불완전한 감정이 해소되는 해방감을 경험하고 자신감이 붙는다. 그 언어 세계와 확실히 연결되기 위해서는 '나는 이 세계에서 펼쳐지는 어떤 상황에도 대응할 수 있다.'라는 감각 즉, '자신감'이 필수 성분이다. 그것이 그 세계에서의 적극적인 생존 감각에 기인한다는 사실은 말할 것도 없다. 이와 반대로 다른 문화 세계에서 언어에 의한 연결이 이루어지지 않았을 때의 기본적 정동도 인지능력 저하의 경우와 마찬가지로 '불안'이다.

 셋째, 언어적으로 연결되지 않고는 살아남을 수 없다는 강한 생존 감각도 중요하다. 다른 언어 세계와의 연결 형성에 성공하지 못하는 이유로, 동일한 반복을 지속하는 끈기 부족, 사람들 틈에 끼지 못하는 소극성과 수줍음, 좌절에 대해 너무 민감한 감성 등 다양한 주체적 요인이 있다. 어느 것이든 언어 습득의 실패가 곧바로 생존을 어렵게 한다는 절박한 의식이 없다.

실제로 외국어 습득이란 작업에서는 절박감이 가장 중요하다. 강대국 사이에 끼어 있던 유럽의 약소국 주민이 여러 언어를 구사하는 현상은 옛날부터 알려졌다. 미국에서 만난 어떤 동유럽 출신 사람은 8개 국어를 구사할 수 있었다. 소련과 유고 등 몇 나라에서 군인을 했던 경험이 있었고, 먹는 것, 자는 것, 배설하는 것 등 살아남는 데 핵심적인 어휘를 포함한, 다른 언어를 짧은 시간에 학습하는 능력을 익혔기 때문에 살아남을 수 있었다고 말했다.

이에 못지않게 중요한 것이 상황 요인이다. 훌륭한 선생님처럼 도와주는 사람과 만나는 상황 요인의 혜택을 받아 외국어 습득에 성공한 사례가 많다. 그중에서 가장 효과적인 방법은 현지 사람과 친밀한 관계를 만드는 것이다. '딱딱한 언어는 책상에서, 부드러운 언어는 침대에서'라는 말이 있다. 역시 다른 언어문화 세계와 연결되기 위해서는 생존을 위한 '주체적 노력'과 '주위의 도움'이 함께 어우러져야 한다.

결국, 자신이 놓인 세계와의 연결이라는 관점에서 보면, 주체적 요인과 환경 또는 상황 요인이 잘 맞물릴 필요가 있다는 상식적인 결론에 도달하게 된다. 세계와 연결하고자

하는 주체적 욕구가 강하다면 상황 요인이 잘 받쳐주지 않더라도 연결할 수 있다. 반대로 주체적 욕구가 약하다면 상황 요인이 받쳐줘야 한다.

심리적 관점에서 보면, 어떤 세계와의 연결이란 그곳에서 불안하지 않게 생존 가능하다는 감각이 형성되는 것이라 할 수 있다. 그리고 그 감각은 표층의식적 이해라기보다는 심층의식적 인식에 기반을 두고 있다는 점에 유의하자.

일본 특유의 히키코모리

인지증을 환경세계와 연결이 상실되는 과정이라고 설명했다. 기억, 지남력, 일을 계획하는 능력을 잃는다는 것은 자기가 놓인 세계와의 단절, 연결의 소실을 의미한다. 거기서 발생하는 기본적인 정동은 말할 것도 없이 '불안'이다.

인지능력의 저하는 보통 인생의 마지막에 가까워질 때 나타난다. 하지만 일본에서는 인지능력이 저하되지 않았는데도 세계와 연결에 실패하는 현상이 관찰된다. 서양에서는 거의 나타나지 않는 젊은 사람들의 히키코모리가 그것이다. 여기서 발생하는 정동은 역시 강한 불안이 기저에 깔렸고, 초조와 분노로 전환되는 것으로 보인다.

히키코모리는 영어 'withdrawal'을 번역한 것이라 알려졌는데, 사이토 다마키의 말에 따르면, 영국 잡지 「인디펜던스」에서는 'hikikomori' 그대로 로마자 표기를 하고 있으므로, 서양에서는 친숙하지 않은 현상임을 엿볼 수 있다. 이웃나라 한국에서 히키코모리가 '은둔형 외톨이'로 주목받기 시작했지만, 일본에 비하면 훨씬 적다고 한다. 또한, 동남아시아의 가난한 나라에서는 경제적으로 일어날 수 없는 사회현상으로 지적된다는 사실 역시 주목할 점이다.

히키코모리는 조현병(정신분열병) 등 정신질환에서도 볼 수 있듯이, 현실에 적응할 수 없게 됐을 때 나타나는 자기방어기제의 하나로 생각할 수 있는데, 이 상태는 정신질환이 아니다. 다카츠카 유스케의 주장에 따르면 최근 늘고 있는 무기력 증후군과 경계성 인격장애와 겹치는 부분도 있지만, 역시 그것들과는 다른 상태라고 한다. 그렇다면 현실에 대한 의도적인 자기 도피일까? 타카츠카는 '분명한 의지를 갖추고 히키코모리를 하는 것'도 아니라고 말한다. 수행자가 강한 의지를 갖추고 세상을 멀리하는 것과 다르므로, 현재로서는 어떤 종류의 사회적 상황에서 발생하는 '상태' 또는 '현상'이라고 할 수밖에 없다.

개인을 넘어 사회적 상황이라는 해석은 다른 히키코모리 카운셀러도 공유하고 있다. 예를 들어 다나카 치호코는 "히키코모리였던 사람들에게 그 상태를 극복하고 얼마 후 당시 일을 물어보면 '기억이 잘 안 난다.'고 대답하는 경우가 많다."라고 말했다. 이지메(집단 따돌림)나 학급에서의 괴로운 경험과 같이 특정할 수 있는 사건이 있었더라도, 그것은 계기에 불과할 뿐 원인의 전부는 아니다. 본인도 잘 모르는 채로 '왠지 모르게' 그 상태가 되는 경우가 많고, 따라서 '본인도 잘 모른다는 것의 의미는 개인 수준을 넘어서는 문제가 있다.'고 지적했다.

임상적으로 보면, 히키코모리에는 가정 내 폭력과 같은 문제행동이 동반된 경우가 있는데, 어디까지나 가정 내에 한정되고 가정 밖까지 미치는 경우는 없으며, 또한 히키코모리의 강박 증상이라 불리는 것도 입원 등 환경 변화에 따라 곧바로 없어진다. 환경에 따라 증상이 좌우된다는 사실은 그 증상이 내발적 질환, 깊은 심리적 갈등, 트라우마에 기인한 것이 아니라, 그저 상황에 대한 반응(너무 과민한 반응이라고 비판하는 사람도 있을 것이다.)으로 나타난다는 것을 강력하게 시사한다.

히키코모리를 간단하게 정의해보겠다. 후생노동성의 후생노동과학연구사업 '사회적 히키코모리 등에 개입할 때 지역보건활동의 형태에 관한 연구'(2003년)에 따르면 '사회적 히키코모리'의 정의는 다음과 같다.

(1) 자택을 중심으로 한 생활
(2) 취학·취업이라는 사회참가가 불가능 또는 하지 않고

있는 자
(3) 이상의 상태가 6개월 이상 지속한다
(4) 단 조현병 등 정신질환이나 중등도 이상의 정신지체를 지닌 자는 제외
(5) 또한, 취학·취업은 하지 않고 있더라도, 가족 이외의 사람(친구 등)과 친밀한 인간관계가 유지되고 있는 자는 제외

위의 정의를 보면 보통의 능력을 지녔는데도 사회로부터 완전히 고립된 상태를 떠올릴 수 있다. 그들의 성격에 대해 1995년부터 '등교거부·히키코모리'를 지원하고 있는 이소다 다케시는 "나이에 상관없이 등교 거부나 히키코모리에서 공통적인 것은 성격적인 부분이다. 온순하다, 얌전하다, 성실하다, 꼼꼼하다, 정직하다, 솔직하다, 내향적이다, 소심하다, 생각이 깊다, 신경질적이다, 부끄럼이 많다 등."이라고 하며, 이들을 합쳐 '섬세한 사람'이라 표현했다.

하지만 나는 이런 성격이 전형적인 '일본인의 성격'이고, 전통적인 일본사회에서 바람직하다고 여겨온 성격으로 본다. 단 그들의 카운셀러들이 예외 없이 지적하고 있는 것처럼 상처를 매우 잘 받는다는 특징이 있다. 다나카는 "그들을 온순하다고 해야 할지, 약하다고 해야 할지, 가녀리다고 해야 할지 도무지 말로 표현할 수 없을 정도로 쉽게 상처받는

것(취약성)을 느낀다."고 이야기한다.

실신할 정도의 무력감

우에야마 가즈키의 저서 『히키코모리였던 나로부터』를 읽었을 때, 그의 뛰어난 감수성과 성찰, 표현력에 감탄을 금하지 못했다. 그 표현력은 중학교 때부터 써온 200권이 넘는 일기에서 나왔을지도 모르겠다.

그도 왜 히키코모리가 되었는지는 확실히 표현하지 않았다. 다만 어렸을 때부터 온순하고, 섬세한 마음을 지니고 있었던 것 같다. 중학교 2학년 때 고등학교 입시 준비를 시작할 무렵, 아침에 학교에 가려 하면 심한 복통과 설사가 나타나 공부에 집중할 수 없었다. 그때까지 학교에서 최고 성적을 받던 그는 '성적 저하에 대한 공포심' 때문에 필사적으로 노력해왔는데, 점점 학교를 쉬는 날이 많아졌다. 진학하려던 학교에는 어떻게 입학했는데, 첫날 '불합리하게 자신을 때린 교사에게 화가 났다.'는 이유로 하루 만에 등교 거부와 함께 히키코모리 상태가 시작되었다. 그의 경우 여러 가지 불쾌한 경험이 있었지만, 내가 보기에는 히키코모리 상태가 된 원인이 뚜렷하지 않다. 그는 "내가 스스로 왜 그런 상태에 빠졌는지 아직 명확한 답을 내지 못하고 있다."고 말했다.

히키코모리 상태에서 사고는 초조, 불안, 치욕, 분노, 공포 등의 강한 정동 속에서 별다른 진전 없이 헛바퀴만 돌고 있는 것을 엿볼 수 있다. 우에야마는 그 상태를 솔직하고, 선명하게 묘사하고 있다. 한마디로 말하자면, 세계에 연결되고 싶어도 그러지 못하는 사람의 정념이라 할 수 있을 것이다. 내가 치매 상태에 있는 사람들에서 관찰한 것과 근본적으로 동질의 것이다. 물론 히키코모리는 인지능력이 저하된 고령자에 비해 에너지양이 훨씬 많은데, 우에야마는 그 상태를 '클러치를 잃은 엔진'으로 비유했다. "자기 자신은 엄청난 에너지를 비축하고 있고, 열심히 가속페달을 밟고 있는데, 어떻게 해도 그 동력이 유효한 형태로서 외부세계로 연결되지 않는다. 즉 모두 공회전이다. 이 무력감은 거의 실신할 정도로 강렬한 것이다."

그와 함께 거센 분노가 일어나는 것은 자연스러운 현상이다. '현재'에 절망하고, 미래는 보이지 않기 때문에 과거에 고착될 수밖에 없다. 과거에는 '현재'에 연결되어 있었으나, 그것이 저주스러웠고, 과거에 자신을 모욕하고 괴롭혔던 사람(교사와 친구)에 대해서는 "그들에 대해 분노의 감정이 갑자기 가슴 속에서 치솟아 제어 불능 상태가 됐고, 갑자기 고함을 지르는 등의 행동을 했다."

나 vs. 세계

히키코모리 상태에서는 자기와 세계의 관계가 흡사 두 개의 우주가 대치하고 있는 것처럼 보인다. 물론 '우주'라고 해도 자기는 극히 작은 존재로 '세계' 안에 포섭된 것이다. 하지만 양자의 이질성이 그것을 허락하지 않는다. 우에야마는 아래와 같이 표현했다.

'나 vs. 세계', 내가 있고, 내가 들어갈 수 없는 '잘 돌아가고 있는' 세계가 있다. 길 가는 사람, 부모, 옛 친구 모두 '세계'의 주민. '세계'에 존재하는 모든 규칙이 몸에 배어 잘 살아가는 사람들과 그런 규칙 하나하나가 몸에 맞지 않고, 왠지 '참을 수 없다.'고 느껴버리는 나와 같은 인간. 눈에 보이지 않는 '이렇게 해야 한다.'는 규칙에 대해 몸이 거부반응을 일으키지 않는 사람들을 향한 선망과 격노, 그리고 경멸. 내 마음속을 제외하고, 인간의 목소리가 들려오는 느낌이 없다. 어디에도 접근할 수 있는 지점이 없다.

'나 vs. 세계'라는 감각, 세계 속에서 나의 목소리만이 고립된 감각은 그가 말한 것처럼 '결정적'일 것이다.
앞에서 윌리엄 제임스의 '나의 것(mine)'과 《나(me)》는 구별할 수 없고, 서로 겹쳐진 심리적 경험이라는 주장을 소개했다. 나의 능력과 신체뿐 아니라 가족, 일, 재산 등 모든 것이 나에게 '나의 것'이라는 의식을 불러일으킨다. '자아의 그물을 덮어씌운 것' 모두가 '나(자아, 자신)'의 감각을 불러일으킨다. 그런데 히키코모리 '자신'은 그런 자아 확대로 이어지는 요소가 없고, 맨몸의 '자신' 이외에는 모두 이질적인 '세계'에 속한 것이란 감각에 주목하자. 거기에는 대부분 절대적인 고립감과 단절감이 있음을 짐작할 수 있다.

'나 vs. 세계'라는 감각은 표층의식에서의 인식이 아닌, 심층의식에서 부상해온 뿌리 깊은 것으로 보인다. 왜 심층의식적인지를 설명하자면, 그것은 심층의식적인 자기관과 관련이 있기 때문이다.

자립과 '연결된 자기'

제1장에서 인지능력 저하를 두려워하는 이유에는 미국과 일본의 문화 차이가 있다고 이야기했다. 일본 응답자는 '다른 사람'에게 폐를 끼치고 싶지 않아서였고, 미국인은 자기의 자립성 상실에 대한 공포였다. 자기 존재를 생각할 때 항상 다른 사람(특히 가족)의 존재를 의식하는지, 아니면 하나의 독립된 '우주'로서 자기를 자각하고 있는지. 헤이젤 마르쿠스(Hazel Markus)와 시노부 기타야마는 전자와 같은 문화적 자

기관을 '상호의존적 자기관' 후자를 '상호독립적 자기관'이라고 이름 붙였다. 이들 명칭은 너무 딱딱해서, 나는 각각 '연결된 자기관' '원자적 자기관'이라고 부르고 있다.

'원자적 자기'에서 자기는 다른 사람에게서 분리되어 독립한 '우주'(세계)로, 이기적인 판단·의사결정·행동 주체이다. 다른 사람도 그런 존재로 이해하고, 무엇을 달성하려 할 때 고려할 항목은 자기의 재능, 성격, 야심, 욕구 등이며, 다른 사람은 그 목적을 달성하기 위한 이차적 존재에 불과하다. 이런 자기관의 소유자가 다른 사람을 적군인지 아군인지로 쉽게 나누는 것도 자연스럽다. 경쟁이 격렬한 사회에서는 적군과 아군에 대한 감각이 더욱 강해지므로, 인지능력 저하를 자기라는 우주 전체의 붕괴로 느끼는 것도 당연하다. 이런 '원자적 자기'는 북미와 유럽 문화권에서 지배적으로 나타난다.

'연결된 자기'에서 다른 사람은 떼려야 뗄 수 없는 연결된 존재이다(이때 다른 사람은 같은 집단, 세상의 일원으로 인식되는 자로서, 명백히 이질적인 자는 포함하지 않는다). 무엇인가 하려 할 때 무의식적으로 다른 사람의 의향이 고려 항목에 들어가기 때문에, 다른 사람에게 폐를 끼치는 존재가 되는 것을 두려워한다. 그 감각은 연결의 심층감각이 확실할수록 강해질 것이다.

예를 들어 전쟁 전 일본에서는 좋아하는 사람이 생기면, 함께 할지를 결정할 때 부모와 가까운 사람의 의향, 세상의 시선 등이 고려 항목에 들어갔다. '연결된 자기'에서 심층의식적 연결이 (과거의 빈곤했던 일본처럼) 강조되면, 자신이 속한 '집단'의 일원으로서 생각하고, 의사결정하며, 행동하는 것이 매우 자연스러운 심리적 다이너미즘이었다. 거기서 문제가 되는 것은 개인이 집단의 규율과 규범의 틀을 넘어 '자기 멋대로'라고 간주되는 행동을 할 경우였다. '연결된 자기'는 아시아, 아프리카, 남미 등 북미·유럽 이외의 대부분 문화권에서 일반적이다.

응석 부리는 이유

이런 문화적 자기관이 심층의식 수준에서 작용한다는 증거를 몇 가지 들겠다.

개인적인 얘기는 하지만, 의대생 시절에 영어회화를 배웠다. 당시에는 일본-미국 안전보장조약 연장 여부로 학교가 시끄러울 때였다. 미국인 회화 선생님의 '당신의 의견은' 이란 질문을 받고 "우리는 이렇게 생각한다."라고 대답하자, 그는 이상한 표정으로 "당신 개인의 의견을 물어본 것이지, 여러 명의 의견을 물어본 것이 아니다."라고 말했다. 맞는 말이라 생각해 "나는 이렇게 생각한다."라고 바꾸어 말했는데, 다음에 의견을 말하려고 하자 어느새 다시 '우리'로 돌아가 있었다. 비슷한 일화가 기무라 빈의 『사람과 사람 사이』에도 나와 있다. 일본 철학자인 기무라는 독일인에게 왜 '우리는'이라고 하는지 질문받았다고 한다.

'원자적 자기관'에서는 자신이 의식할 수 없는 '인식의 치우침'이 생긴다. 이는 문화심리학에서 '근본적 귀인 오류'라 부르는 것으로, 누군가 어떤 행위를 (좋은 일이든, 나쁜 일이든) 할 때 그것을 그 사람의 성격이나 인격의 소행으로 인식하고, 그 사람이 놓인 상황요인을 무시하는 경향이다. 살인사건을 일으키면 미국인은 그 사람에게 흉악한 성격, 이상 기질이 있다고 생각하는데, 중국인은 그 사람이 처한 환경요인을 중시한다. '원자적 자기'에서는 의사결정과 행위에서 자기의 능력, 야심, 성격만이 고려 항목이므로, 당연히 생기는 치우침일 것이다.

게다가 정동 수준에서 방향성의 차이가 있다. 미국인 대학생은 자신이 다른 사람들보다 좋은 성적을 받는 등, 다른 사람이 속한 집단에서 이탈하는 경우에 발생하는 감정을 '행복'으로 느끼지만, 일본인 학생은 다른 사람과 함께 무엇인가를 달성하는 등 다른 사람과의 연결을 강화할 때 발생하는 감정을 '행복'으로 경험했다.

결국, 지금까지 이야기한 현상은 심층의식의 존재를 상정한다면 무리 없이 설명할 수 있는 심리적 다이너미즘이다. 도이 다케오의 『응석의 구조』 등 여러 일본인론이 시사하는 심리적 사실은, '연결'을 느끼는 상태가 정동적인 안정을 보증한다는 것이다. '응석'이라는 행위는 상대와의 관계를 전면적으로 받아들이고 나서, 자신의 어떤 제멋대로인 점을 상대가 수용해주기를 기대하는 것이다. 바꾸어 말하면 상대에게 폐가 될지도 모르는 것을 하더라도 부서지지 않을 정도로 견고한 연결이라는 안도감이 있다. 상대와 연결되어 있다는 강한 심층의식적 인식이 있으면, 응석 부리는 것도 쉽고, 안도감도 더 강해진다.

연결 감각이 안도감을 주는 현상은 완화의료에 종사하면 특히 강하게 느낄 수 있다. 연결 대상은 가족, 자손, 국가, 자연, 신 등 어느 것이라도 좋다. 푸에블로 인디언 노인이 지은 시에는 자연 속에서 모든 것과 조화를 이루며 연결된 감각을 엿볼 수 있다.

오늘은 죽기 좋은 날이다.
모든 생명체가 나와 조화를 이루고
모든 소리가 내 안에서 합창을 하고
모든 아름다움이 내 눈에 녹아들고
모든 잡념이 내게서 멀어졌으니
오늘은 죽기 좋은 날이다.

대승불교의 심층심리학인 유식(唯識)에서도 우주의 모든 것이 '연결되어 있다.'는 진실성을 체감적으로 의식하는 것이 존재론적으로 궁극의 불안 없는 상태라고 논하고 있는 것은 아닐까?

생존전략의 대전환 속에서

아이는 태어나서 성장기를 거치며 부모와 학교, 친구를 통해 자기관을 포함한 세계인식을 형성한다. 그때 '연결되어야 할지, 연결되지 말아야 할지'라는 생존전략적 선택을 해야 한다.

생존전략이라고 하는 이유는, 심층심리에서의 자기인식이 '생존해 나가야 할 세계'의 인식에 상응하기 때문이다. '원자적 자기'는 홉스적 세계, 성악설의 세계를 상정한다. 판단과 의사결정에 필요한 고려 항목은 자기가 가진 능력, 의지라는 순전히 내적 요인뿐이고, 그것은 분리된 우주, 이기적 사고·행동 주체이다. 다른 사람도 똑같은 이기적 사고·행동 주체로서 이해하기 때문에, 자기가 욕구하는 것을 추구할 때 다른 사람은 경쟁상대로 잠재적인 적이 된다. 경쟁은 극히 자연스러운 것으로 상대가 자신과 대등하거나 그 이상이면 경쟁 규칙을 만들지만, 자신보다 열등한 경우에는 그 차이를 확대하거나 유지할 방법을 궁리한다. 이쪽이 압도적

우위에 있다면, 상대를 정복하고 노예로 만드는 것도 마다치 않는다.

한편, '연결된 자기'가 선택되면 의사결정과 행위에 있어 다른 사람의 의향을 항상 고려해야 하는 번거로움은 있지만, 다른 사람이 자기의 생존에 필수라는 심층의식적 이해는 다른 사람이 '선'이라는 것을 전제로 한다. 방심한 틈을 타 궁지에 빠뜨리지 않을까 하는 불안은 적다. 물론 자기와 연결된 '다른 사람'을 어느 정도 범위까지 포함해야 하는지에 대한 문제가 있지만, 어쨌든 생존을 위해 불안보다 번거로움을 선택하는 전략적 방침을 채용한 것이다. 자기와 다른 사람이 구성하는 전체가 선이라면, 거기에서는 자기를 전체에 매몰하려는 심리가 생기는 것도 자연스러워 결과평등주의적인 전체를 기대한다.

폐쇄계 생존체제의 거울이라 할 수 있는 일본의 육아법은 전통적으로 다른 사람과의 연결을 중시했다. '착한 아이'란 솔직하고, 부모 말에 순종하고, 온순하고 배려하는 마음이 있으며, 공부를 잘하는 아이이므로, 전형적인 '연결된 자기'를 형성하고 있는 사람들이다. (여기서 히키코모리 현상을 일으킨 사람들이 앞에서 이야기한 것처럼 공통되게 '착한 아이'란 점에 주목하자.)

만약 아이에게 '연결된 자기'의 생존전략 감각이 형성되기 시작할 때, 그 아이가 놓인 '터전'의 분위기가 변해 반대 방향의 생존전략으로 전환하면 어떻게 될까? 다른 사람과의 연결을 중시하기보다 다른 사람은 경쟁상대로서 잠재적 적대자라는 인식을 한다. 사고, 판단, 의사결정, 행위 모든 것에서 자기의 의사·능력 이외에 다른 사람이라는 고려 항목을 배제하는 것이 '옳다'가 된다.

점차 이기적으로 의사결정하고 행동하는 즉 '자립해 행동하는 것'이 요구된다면, 그것은 전형적으로 '연결된 자기'가 '원자적 자기'로 재출발하도록 강제당하는 것이다. 성선설적 전체는 갑자기 성악설적 타인으로 변신하므로, 이때 심각한 심층심리적 혼란이 생길 것이 예측된다. 그 혼란은 온화하고, 솔직하며, 섬세한 '착한 아이' '연결된 자기' 경향이 강한 아이에서 특히 클 것이다.

이런 심리적 혼란을 털어놓고 싶어도 그것을 이해하고, 상담해 줄 사람이 없다는 것이 현재 일본의 가정, 학교, 사회환경이다. 아이도 자신이 심층심리적 혼란을 분명하게 의식화하는 것이 불가능하므로, 머지않아 혼란은 신체화되고, 우에야마처럼 과민성 대장증후군으로 나타날지도 모른다. 하지만 본인은 불안과 초조 이외에 또렷한 감각을 경험하지 못해, 그런 상태에서는 화내기 십상이다. 혼란을 겪는 아이는 히키코모리라는 일본사회의 경제 상태가 허용하는 틈으로 도망쳐 들어가는 것밖에 없다.

'터전(場)'이라는 단어를 사용했는데, 이것은 부모, 선생님, 친구 무리, 사회·자연환경, 생활 방식 등 모든 것이 포함된

포괄적 생존 환경을 의미하는 개념이다. 분위기 변화란 연결 형성에 도움되는 생존 자극의 소실과 한편으로 개인을 자립(고립)시키는 방향으로 작용하는 자극만이 커지는 것이다. 거기에는 가정이나 학교의 교육방침 변화뿐 아니라 핵가족 저출산, 각방 소유, 친구 무리의 소실, 경쟁, 게임 몰두 등이 있다.

쉽게 화내는 이유

인지증 환자는 자신과 세계를 연결하는 인지능력이 저하됨에 따라, 인지기능을 사용해야 할 때 매우 불안해진다. 불안은 쉽게 화내는 방향으로 나타나거나 허구 현실에 빠져드는 현상으로 나타난다. 하지만 그 근본에 있는 심리적 다이너미즘은 세계와 연결되지 못한 상황에서 자기방어적 대응이다.

젊은 사람이라도 세계와 연결 형성 부전(不全)이 있을 때 역시 같은 현상이 관찰된다. 경증이라면 '쉽게 화내는 모습'으로 많은 일본인에서 나타나고 있다. 사고, 판단, 감정 표출과 같은 행위에서 옛날 일본인처럼 '다른 사람의 의향'을 심층심리적으로 헤아리지 않고, 행위를 결정하는 고려 항목은 자신 안에만 있다.

단단한 '연결된 자기'의 관점에서 보면, 규범적 자제 따위는 너무 약한 것이다. 어떻게 판단하고 행동해야 할지 모르는 상황에서 발생하는 불안이 쉽게 '화를 내는' 행동으로 전환돼 버리는 것은 이상한 일이 아니다. 능력이 없는데 적절한 판단과 행동을 강요당할 때 나타나는 기분과 같은 것이다.

세계와의 연결 형성 부전이 더 진행하면 자기방어적 대응도 더 표면화한다. 치매 상태의 가상현실 증후군에 대응하여 '소아 가상현실 증후군'이라 부르는 현상이다. 오카다 다카시가 『뇌 속 오염』에서 기술한 게임중독 아이들은 그런 가상현실 세계에 살고 있다. 그들에게는 자제심, 꾸준히 노력하는 능력, 다른 사람에 대한 배려라는 세 가지 측면의 저하가 현저하다. '원자적 자기'의 매우 미숙한 형태인데, 다른 사람과의 연결에 관련된 대뇌의 복내측 전두엽 전영역(ventromedial prefontal cortex)의 기능부전이 있는 것으로 추측된다.

히키코모리는 가상현실에서 사는 상태부터, 번민하면서 무엇인가 해야 한다고 괴로워하는 상태까지 편차가 있다. 그런데 히키코모리의 수가 수십만에서 백만에 이르는 사회현상에는, 히키코모리라고 해도 먹고 살아갈 수 있는 경제적 풍요로움과 본의 아니게 히키코모리를 용인하는 친절한 문화가 있다. 가난한 나라에서는 여유가 없고, 아이가 성인이 되면 부모와 떨어지는 것이 전통적 생활규범인 나라에서도 성립하지 않는다. 히키코모리란 세계와 연결되지도 못하고, 자립도 할 수 없는 상태이다.

자립사회의 신음

히키코모리에 관한 보고서와 저서를 많이 읽어보았는데, 일본정신위생학회 이사장이고, 임상심리사로서 활약 중인 다카츠카 유스케의 주장은 나의 히키코모리에 대한 관점을 확실히 뒷받침하는 것이었다. 다카츠카의 주장을 인용한다.

히키코모리는 인간관계에 대한 두려움이 있거나 자신감 결여가 항상 따라다니는데, 도대체 무엇에 대한 두려움이고, 무엇에 대한 자신감 결여란 말인가? 인간관계라면 그 중 어떤 것을 두려워할까? 그 문제를 푸는 열쇠는 현재 사회가 절대적으로 중시하는 행동패턴과 그것을 추진할 가치의식 안에 있다고 생각한다. 그것은 바로 '자립'이다. 이 '자립'의 과제를 일찍부터 짊어지고 살아가는 아이나 젊은이 중에 실제로 히키코모리가 서서히 늘어나고 있다는 것에 주목해야 한다.

다카츠카의 주장으로는 20세기 후반 일본이 근대사회를 확립하기 위해 가장 공들여 교육한 것이 바로 '자립'하는 인간을 육성하는 것이었다. 가정교육과 학교교육 모두 '자립'하는 삶이 중요하다고 강조했는데, 그때까지의 일본인의 생활방식은 개인으로서의 존재보다 집단의 일원으로서 존재하는 쪽을 중요하게 여겼다. 주체적으로 판단하고 행동하는 '자립'하는 삶은 민주주의 사회를 실현하고, 20세기를 살아가는 데 필요했지만, 거기에는 '함정'이 숨어 있었고, 그것이 히키코모리라는 현상을 초래했다.

그 '함정'이란 자기 결정에 필요한 갈등 처리 능력 즉, 자립능력을 키우지 않은 채 지식과 기술을 채워 넣는 '조기교육'을 시행한 것이다. 원래 마음속에는 모순된 생각이나 욕망이 있고, 어떤 것을 선택할 때 갈등이 생기지만, 그것을 극복하고 취사선택하는 힘이 '갈등 처리 능력'이다. 그것이 '자립능력' 즉 '생존능력'으로 다양한 체험과 학습을 거듭함으로써 점차 형성되어 간다.

지금까지 일본의 교육은 자립능력 형성이란 점에는 거의 관심을 두지 않았다. 지식 획득에 치우친 학력만을 중시하는 교육환경에서 자란 아이들은 자립능력을 갖추지 못하는 경향이 강하다. "어른들은 어느 것이든 스스로 생각하게 하고, 판단케 하면 자연히 '자립'할 수 있게 될 것으로 생각하기 쉬운데, 그렇게 단순한 문제가 아니다. 어린아이란 처음

마주친 일이라면 어떤 것이든 당황하고, 불안을 느낀다. 그런 질문, 의문, 불안 하나하나에 제대로 대답해주면서, 또한 해소해주는 것이 어른에게 요구된다. 그렇지 않으면 아이들은 계속 불안을 느끼면서 생활하게 된다."(다카츠카)

아이들은 의문을 풀거나 판단할 때 판단 기준을 찾으려 한다. 하지만 최근 부모와 선생님 중에는 그런 의문 하나하나에 대답해주는 것이 좋지 않다고 생각하는 사람이 적지 않다. 대답해주면 아이의 의존성이 더 높아진다고 생각하는 듯한데, 대답은 항상 '스스로 생각해.' '스스로 좋다고 생각하면 그것으로 충분하다.'로 지식 우선의 교육환경을 중시하는 사람일수록 그 경향이 심하다.

판단 기준을 알지 못한 채 판단해야 하는 아이들은 만화책이나 애니메이션의 주인공에 자신을 투영하게 된다. 초등학생 때는 그래도 될지 모르겠지만, 중학생이 되면 사정은 달라져 스스로 판단하고, 결정한 일이 나중에 큰 책임이 되어 돌아온다는 사실을 깨닫는다. 그것이 새로운 불안이 되어 아이들을 덮치는데, 어렸을 때부터 마음속에 품은 불안을 신뢰할 수 있는 어른이 해소해 준 경험이 없으므로, 다른 누군가에게 상담도 할 수 없다. "그렇게 하는 것은 주체성 없는 것이므로 좋지 않다는 부정적 감각만이 강하게 각인된다."(다카츠카)

괴로워하는 동안 하나의 대응책이 떠오른다. 그것은 자

기 결정을 해야 하는 장면에서 의도적으로 도망가는 것이며, 바로 히키코모리의 시작이다. 다카츠카는 히키코모리의 대다수가 자기 결정·자기 책임 세계로부터 회피하려는 욕구가 초래한 현상이라는 생각에 이르렀다. 물론 다카츠카는 '이지메' 등의 원인에 대해서도 주의하고 있는데, 그에 대해서는 이미 많은 참고자료가 있다. 오히려 지금까지 많은 사람이 놓치고 있었던 것을 보고자 노력한 것이다.

그 결과 도달한 것이 자립사회에서 신음하는 아이들의 존재이다. 많은 사람이 이를 간과한 이유는, 현대사회에서 자립이 중요하므로 그 자체에 문제가 있을 수 없고, 자립을 실현하는 것은 의심할 여지가 없다고 생각하기 때문이다. 지적으로 생각하는 사람일수록 그런 자명한 사실을 문제 삼는 발상은 하지 못한다.

히키코모리의 배경에는 일본 어른들이 생존전략적인 가치 전환을 해버렸다는 사실이 있다. 즉 '연결된 자기'에서 '원자적 자기'로 이행하는 것을 의심 없이 옳다고 순진하게 믿어버린 것이다.

다카츠카가 한 심의회 석상에서 "지금 우리 카운셀러들에게 상담받는 아이들 보호자의 직업은 교사·의사·간호보건 종사자·변호사·매스컴 관계자·대학교수·연구자 등 소위 지적 직업에 종사하고 있는 사람이 적지 않습니다."라고 발언해서 많은 반론을 받았다. 역설적으로 심의회 구성원의 직업이 망라되어 있었기 때문이다. 그는 "오늘날 사회에서 지적 직업에 종사하는 사람들이 생각하고 행동하기 쉬운 생활방식 중에 히키코모리를 만드는 열쇠가 숨겨져 있다."라고 주장한다. 그 열쇠가 '부모의 자립 강박적인 양육법과 그 영향을 받은 아이의 자립에 대한 집착'이란 것은 쉽게 간파할 수 있다.

아이가 히키코모리가 된 원인을 부모가 찾아내기 어렵다는 사실도 틀림없다. 부모 스스로 특별히 아이를 소홀히 했거나, 몰아붙였다고 생각하지는 않을 것이다. 오히려 자신은 아이를 위해 사회적으로 당연한 것들만 하고, 아이의 교육에 최선을 다한다고 생각할지도 모른다. 자립을 재촉하는 교육은 민주주의 사회에서 보편적으로 옳다고 믿는 것이므로 무리도 아니다.

결국 다카츠카의 주장은 아이들에게 자기 판단, 자기 결정을 시키는 것은 필요하지만, 그것을 위해 판단 기준이 어디에 있는지를 충분히 가르치는 작업이 미리 또는 동시진행적으로 이루어져야 한다는 것이다.

다른 사람과 연결될지, 원자적으로 있을지라는 심층의식적 감각은 생존전략의 가장 기본적인 방향성이다. 아이가 생존에 관련된 큰 방향 전환을 하기 위해서는 다카츠카의 지적대로 충분한 교육적 배려가 필요하다.

최종장

'연결된 자기'의 세계로

연결의 심성

'연결된 자기'는 아시아, 아프리카, 남미 등 세계 대부분에서 발견되는데, 특히 일본인에게는 전통적으로 강한 '연결된 자기'적 감각이 있다.

일본이라는 풍토·문화에서 '연결된 자기'적 심성은 어떻게 형성되어 현재까지 이어지고 있을까? 결론부터 말하자면, 벼농사를 짓던 공동체의식 보유와 완전 폐쇄계로서 순환형 문명을 전개해 왔다는 사실에서 찾을 수 있다. 그리고 히키코모리는 이런 일본적 심성의 전형이라 할 수 있다.

상냥함, 성실함, 온순함, 꼼꼼함, 정직, 솔직, 내향성, 신경질 등 히키코모리의 성격적 특징은 국제사회가 일본인에게서 받는 인상과 일치한다. 카운셀러들이 보는 것처럼 히키코모리는 일본인의 대표적 성격특성을 가지고 있지만, 너무 섬세해 현대 사회와 연결을 맺기가 어렵다. 그들에게 공통된 성격은 '연결된 자기'의 성격 특징이기도 하고, 전통적 일본사회에서 긍정적으로 받아들여 온 것이다. 다른 관점으로 보면 전통사회에 적응해 살아온 즉, 사회와 연결을 잘 형성한 결과 그런 특징을 획득했다고 할 수 있다. 다만 그런 윤리의식이 현재 사회의 에토스(관습)에 어긋나 그것이 살아가기 힘든 하나의 요인이 된 것은 아닐까?

다카츠카 유스케는 히키코모리를 자립에 실패한 상황에서의 자기방어 반응이라 생각했는데, 나도 동의하는 바이다. 히키코모리는 다른 사람과 연결되고자 하는 심층의식 수준에서의 다이너미즘(또는 갈망)이 특히 강하게 작용하는데, 그것이 방해받으면 주위가 놀랄 정도로 화를 내거나 초조해하고, 애통함 등의 정동을 경험하게 된다. 이런 경험에 대해 우에야마 가즈키의 '히키코모리는 정의의 씨앗'이라는 흥미로운 고찰이 있다.

어느 가족이 히키코모리와 함께 오랜만에 드라이브를 나갔다. 신호를 기다리던 중 눈앞에서 심각한 사고가 발생했다. 바로 옆에 사람이 쓰러져 있고 유혈이 낭자하다. 그런데 신호가 파란 불로 바뀐 순간 주위의 다른 차들은 일제히 출발했고, 아무도 차에서 내려 도와주려 하지 않았다. 그것을 본 히키코모리는 "세상에 어떻게 이럴 수가 있어!"라며 주먹을 내려치고, 눈물을 흘리며 분노했다고 한다.

다른 히키코모리들에게도 느끼는 것이지만, 한 사람 한 사람이 이른바 '너무 약해서 패배해버린 정의'라는 느낌이

든다. 한 사람 한 사람이 보통 세상에서는 거들떠보지 않는 '정의감'을 지니고, 그 때문에 괴로워한다. 교통사고, 환경문제, 교육문제…… 그런 '정의감'을 지니게 되면 평범한 생활환경에서는 살아가기 힘들어질 것이다.

윤리의식이 상처받았을 때 발생하는 분노의 감정이며, '연결의 윤리의식'이 명백하다.

다른 사람을 구하고 싶다, 다른 사람도 '동료', 다른 사람을 위해 무엇인가 하는 것이 당연한데 왜 하지 않을까? '너무 약해서 패배해버린 정의'는 참으로 절묘한 표현이고, 이런 타인 지향적 윤리의식은 '연결된 자기'의 특징이기도 하다. '원자적 자기'는 '개인 지향적'으로 우선 자기의 자유를 지향하고, 그리고 다른 사람의 자유·권리를 침해하지 않는 방향으로 작용하므로 이런 정동반응은 발생하지 않는다.

법률 관련 국제학회에서 '강에 빠진 사람을 보면 어떻게 하겠는가?'라는 이야기가 나왔다. 아시아에서 참가한 사람은 즉시 구한다고 대답했지만, 미국에서 참가한 사람은 구해달라고 확실히 의사표시를 했을 경우에만 구조한다고 대답했다. 연결보다 자립성을 존중하기 때문이다.

도대체 윤리의식이란 무엇일까? 일반적으로 '○○이다'라는 사물이나 현상에 대해서는 분노와 같은 정동반응이 발생하지 않는다. 예를 들어 '이라크의 수도는 바그다드다.'라는 정보에 대해서는 어떤 감정도 일어나지 않는데, 'OO을 해야 한다.'라는 사항에 대해서는 정동이 발생한다. 음식이 부족한 상황이고, 그리고 어떤 집단 내에서 공평하게 '분배해야 하는' 음식이 있다고 해보자. 누군가 그 음식을 독점하고 있다는 것을 굶주린 사람들이 발견했다면, 당연히 심한 분노가 일어날 것이다. 이것은 공평이라는 '정의'가 녹아 들어 있기 때문이다.

왜 공평함이 필요할까? 평등분배를 해야 집단이 오래 유지될 확률이 높아진다는 공통인식이 있기 때문이다. 파푸아뉴기니의 수렵채집민족에서는 현재까지도 그런 윤리의식에 근거한 식습관이 관찰된다. '공평'은 그 집단과 구성요원이 지켜야 할 생존전략 지침이고, 그것이 내면화하여 윤리의식이 된 것이다. 즉 윤리의식은 그 근본에 '생존전략 의식'이 있다. 마음의 심층부에 '살기 위해서는 이렇게 해야 한다.'라는 방향이 정해져 있기 때문에, 교통사고 희생자를 돕는 것처럼 '연결을 만들자.'는 윤리의식이 발동하고, 그것이 짓밟혔다고 느낀 히키코모리는 비분강개할 수밖에 없었다.

반전수수법의 정신

일본인에게 '연결에 대한 윤리의식'과 '연결된 자기'는 언제부터 있었을까? 일본의 역사를 훑어보면 중세부터 전국시대를 제외하고, '연결된 자기'를 형성하는 문화적, 사회적 에토스가 매우 명백하다는 것에 감명받았다. 일본인의 '연결된 자기'관과 그 윤리의식, 생존전략 의식이 이어져 온 역사적 배경에 대해 생각해보자.

고대 일본의 윤리의식은 평등주의적 경향이 강했다. 노비 즉 '노예'로 간주한 사람들이 적다는 사실로 이를 알 수 있다. 일본에서는 정복된 이민족을 노예로 삼지 않고, 피정복 민족을 동포로 여겼다. 노비 인구는 조사에 따라 격차가 있기는 하지만 10% 이내로 추정된다.

노예노동은 경제를 실질적으로 지탱하는 힘이 아니었다. 이에 비해 에게 해에 진출한 고대 그리스인들은 이민족을 정복하고, 노예로 삼아 노예노동에 의한 경제적 기반 위에 문명을 구축했다. 아테네의 전성기에 그 인구는 30~50만으로 추정되는데, 그중 시민 즉, 투표권을 지닌 성인 남성은 겨우 2.5~3.5만 명이었던 것으로 알려졌다.

'원자적 자기'인 아테네 시민의 민주제도는 방대한 수의 노예노동으로 유지됐다. 그것은 로마제국에서도 마찬가지로 줄리어스 시저 시대에 노예는 전체 인구의 40%를 차지했다.

고대 일본의 윤리의식은 고대 지중해문명에 비하면 극히 평등주의적이었다. 서양에서는 노예노동의 전통이 후대까지 계속 남아 있었다. 일본에서는 10세기 헤이안 시대의 법령집 「엔기격」에 '노비 해방령'이 나와 있는 데 비해 미합중국의 '노예 해방령'은 19세기 후반에 이르러서 선포되었다.

생산수단의 분배에도 평등주의가 드러나 있다. 대화개신 이후 율령제도의 공지공민 원칙에 따른 반전수수법은 당나라 제도를 모방한 것이다. 당나라가 세금을 낼 능력이 있는 사람에게 비교적 넓은 밭을 지급한 것과 달리, 일본에서는 조세를 낼 능력 여부와 관계없이 6세 이상의 남녀에게 차별 없이 밭을 지급한 것이 특징이다. 와츠지 데츠로의 말에 따르면 "일본 국가는 인민의 생활을 보장하기 위해 생활에 필요한 만큼의 생산수단을 균등하게 분배하려 했으며, 세금 징수를 제1 주안점으로 삼지 않았다." 와츠지가 말한 것처럼 반전수수 정신은 인민의 생활을 평등하게 보장해서 '양적 평등의 정의'를 이루기 위한 것이었다.

하지만 이와 같은 이상주의적 정책도 결국 붕괴하고 만다. 원래 인간 사회는 일하는 자와 게으른 자가 있어 불평등한 구조이다. 또한, 동일 선상에서 출발하더라도 고대의 불안정한 생산력으로는 기후나 지역의 조건에 따라 차이가 날 수밖에 없다. 일하는 자가 보상받지 못하는 제도는 역사적으로 오래갈 수 없었다. 시간이 흐르면서 실질적인 사유지가 늘어났고, 평등사상에서 출발한 율령제도는 끝내 파탄에 이르렀다.

에도의 순환형 사회

 중세부터 전국시대에 걸쳐 전란과 기근이 만성적으로 팽배한 시대에는, 일본인의 생존전략이 연결을 강화하는 방향과 자기 힘만 가지고 이기적으로 살아가는 방향이 동시에 발동한 것으로 보이는데, 이에 대해서는 따로 논하지 않겠다.

 천하 통일 후 쇄국정책을 시행한 일본은 완전한 폐쇄계로서 어떻게 문명을 지속해야 할지에 대한 과제가 남아 있었다. 재레드 다이아몬드(Jared Mason Diamond)는 이스터 섬의 환경 파괴, 그린란드의 식민 실패, 르완다의 인구 폭발, 마야 문명의 붕괴와 같은 사례를 검토해 폐쇄계 환경이 붕괴에 이르는 주요 원인을 지적했다. 장기간의 내분, 전란, 삼림 벌채, 토양 황폐, 극단적인 경제 격차, 과잉 인구 등에 더해 장기적 환경대책을 세우고 실행할 능력의 부재를 들었다. 다행히도 에도시대의 일본에는 이런 환경 붕괴 요인의 증대를 억제하기 위한 정치·사회적 그리고 윤리의식적 조건이 있었다.

 폐쇄계 환경 유지의 예로서 삼림보호를 살펴보자. 전국시대부터 에도시대 초기까지 벌채와 토지개발에 의한 삼림파괴가 몹시 심했다고 한다. 삼림사업은 수십 년 단위의 계획을 필요로 하고, 전란이 지속하는 시대에는 이루어질 수 없다.

 천하가 통일된 후 불타버린 도시의 재건, 대규모 건축, 축성이 진행되어 막대한 양의 목재가 필요했다. 또한 에도시대 초기에는 식량 생산을 위해 토지 개발이 이루어졌고, 이것도 산림지의 감소를 촉진했다. 17세기 중반의 메이레키의 대화재는 목재자원의 품귀를 각인시켰을 것이다. 막부는 1666년 '제국산천법'을 만들어 개발을 금지했는데, 그때 산림 관리는 매우 철저해서 숲의 수목 하나하나를 분류해 양목인지 불량목인지, 몇 년 후에 이용할 것인지 등을 모두 기록했고, 도벌(盜伐)에 대해서는 '나무 한 그루, 목 하나'라고 할 정도로 엄하게 다스렸다고 한다.

법 자체도 엄격했지만, 민중이 그것을 성실하고, 꼼꼼하게 지켜나가는 성격이 없었다면 법 집행은 효과적이지 않았을 것이다. '꼼꼼함' '솔직함' '성실함' 등의 히키코모리가 지닌 성격 특성은 이런 상황에서 유리하다(현재 벌채가 금지된 아마존의 열대수림에서는 일 년에 시코쿠(제주도의 약 10배-역주) 만큼의 면적이 도벌로 소실되고 있다). 또한 관리를 맡은 산림봉행직은 세습되어 세대를 뛰어넘는 산림 보호가 막부 말기까지 이어졌다. 자자손손 후대까지 연결을 의식한 노력의 결과 자연림은 재생되고, 도시 주변에는 연료로 사용할 인공림까지 정비된 자급자족의 순환형 사회가 유지되었다.

자원의 순환이라는 관점에서 보면, 규모가 작은 폐쇄계의 식량 생산에는 생산성 향상과 철저한 자원의 재이용이 필요하다. 쌀 생산에는 인과 질소 성분이 제한 요인이 되는데, 에도시대에는 인간과 동물의 분뇨, 낙엽 등을 비료로 활용했다는 사실은 잘 알려졌다. 에도라는 대도시에서 생산된 인분 거름은 근교 농촌의 가장 중요한 비료였고, 화학비료로 환산하면 연간 5만 톤을 웃도는 것이었다. 이시가와 에이스케의 주장으로는 "농작물 생산자는 비료의 소비자이고, 농작물의 소비자는 동시에 비료의 생산자라는 현재로서는 생각하기 어려운 관계였는데, 소비가 곧 생산, 생산이 곧 소비라는 상부상조의 관계였으며, 훌륭한 리사이클의 고리가 완성되어 있었다." 비료는 그 나름의 가격으로 농가에서 인수했다. 즉 매우 효율적인 생산이 이루어졌다. 이러한 생산자-소비자-생산자의 순환에도 근면, 정직, 성실이라는 성격적 요소가 작용한다.

권력과 개인적 자유

폐쇄계 사회가 장기간 존속하기 위해 중요한 조건은 사회의 구성원 다수가 만족하며 생활하는 것이다. 막부 말기 일본을 방문한 서양인은 '민중이 생활에 아주 만족하고 있다는 사실'에 경탄했다. 와타나베 교지는 명저 『사후 세계의 모습』에서 에도시대 후반부터 메이지 시대 초기에 일본을 방문한 서양인이 쓴 방대한 보고·견문록·일기·고찰을 분석했다. 거기서 도출한 사실은 일본에는 전제정치가 행해져 개인의 자유가 전혀 존재하지 않았지만, 일본인 대중은 행복하고, 예절과 친절이 널리 퍼져 있었다는 것이다.

언뜻 보기에 모순된 이러한 현상은, 에도시대에는 우리가 이해하는 '근대시민'으로서의 자유(예를 들어 국정에 대해 투표할 권리와 자유)가 없었음에도, '마을과 공동체의 일원이라는 것, 또는 자신이나 직업에 따른 사회적 공동체에 소속되었다는 것에 의해 얻어지는 자유'가 있었기 때문으로 설명하고 있다. 막번(幕藩)의 권력은 연공 수수와 무장봉기 금지, 가톨릭교 금압이라는 국정 수준의 영역에서는 강권을 휘둘렀지만, 민중의 일상생활 영역에는 가능한 한 개입을 피했다.

무사는 성 아래 모여 있었기 때문에 농촌에서는 실제로 백성에 의한 자치가 이루어지고 있었다. 막부말 나가사키 해군전습소의 교육대장 카텐다이케(Kattendijke)는 "일본의 하층계급은 (중략) 오히려 세계의 모든 국가보다도 큰 개인적 자유를 향유하고 있다. 그리고 그들의 권리는 놀라울 정도로 존중받고 있다."고 보고했다.

마음과 사심

완전한 폐쇄계에서 화석 연료에 의존하지 않고, 오로지 태양 에너지만을 이용하는 순환형 사회에는 생산량이 한정되어 있다. 환경 수용 능력의 한계까지 늘어난 인구가 평화로운 생활을 유지하기 위해서는 당연히 사회 구성원이 지켜야 할 '수칙'이 필요하다. 그것을 '윤리'라고 해도 좋을 것이다.

고대부터 에도시대에 이르기까지 일본의 윤리의식에는 천황을 받드는 공동체라는 인식이 기저에 깔려 있다. 외국을 대할 때 등장하는 '신의 나라(神国, 神州)'라는 단어와 에도시대 처음부터 끝까지 지속한 봉건제에서 영주가 백성과 영지를 '공의(公儀)의 것' 즉, 천황의 것이므로 사유할 수 없다고 인식했던 예에서도 엿볼 수 있다. 따라서 공동체 구성원은 사농공상이라는 역할분담의 차이는 있었지만, 그 일원으로서 평등하다는 의식이 있었다. 호사카 사토루의 『백성의 봉기와 그 방법』을 인용한다.

백성 가운데 형성된 인간 평등의 주장을 가장 체계적으로 기술한 것이 1821년에 일어난 고우즈케 국 마에바시 번의 백성 봉기에 연루돼 체포된 하야시 하치에몬의 '권농교훈록'이다. 그는 책의 서두에 "천황부터 만백성에 이르기까지 사람은 다를 바 없다."라고 분명히 못 박고 있다. 그 근거는 "사농공상 각자의 가업이 있으면, 그 기본 업을 소중히 지켜야 한다."라는 점에 있다. 마치 인간의 몸이 눈·입·귀 등의 부분에 의해 구성되고, 그것이 모여 인간이 되므로, 각각의 기관에는 그 나름의 역할이 있어 무엇은 중요하고, 무엇은 필요 없는지의 문제가 아닌 것과 같다.

사람은 평등하지만 저마다 다른 기능을 가지면서도, 연결된 일체가 되는 기본인식에, 신불유(神佛儒)가 융합된 사상과 윤리가 더해졌다. 이는 당시에는 아마도 세계 최고의 식자율(識字率)과 취학률에 힘입어 서민도 이해할 수 있게 널리 받아들여졌다.

결국, 에도시대의 윤리를 한마디로 말하자면 '연결적 윤리' 또는 '연결된 자기'의 윤리였다. 구체적으로는 천황을 받드는 공동체의 일원으로서 선조를 숭배하고, 부모를 공경하고, 주군에 충성을 다하고, 화합을 존중하고, 사농공상 각각의 사회적 역할을 성실하게 이행하고, 자자손손 번영을 바라는 것이었다. 게다가 한정된 자원밖에 이용할 수 없는 상황에서는 '근면, 절약, 정직'이라는 생활태도로 다른 사람과 연결되어 살아갈 것을 가르쳤다.

'심학(心學)'을 창시한 이시다 바이간은 에도시대를 대표하는 실천윤리적 사상가였는데, 그가 가장 강조한 것은 본래의 '마음'을 아는 것이었다. 본래의 마음이란 사심 즉, 이기적인 마음과는 달리 천지 만물 즉, 우주와 일체화된 마음이다. 말로써 논리적으로 설명하는 것은 불가능하지만, 좌선과 같은 명상을 통해 깨달을 수 있다. 그에게 자유란 물욕(物慾)·

아욕(我慾)으로부터 해방된 정신의 자유였다.

이기적 '사심(私心)'을 제거할 필요에 대해서는 에도시대의 다른 사상가들도 주장했는데, 폐쇄계의 빈곤한 사회가 존속하기 위해서는 기본적으로 중요한 생존전략적(윤리적) 노력이라고 생각할 수 있다. 이런 문화적 분위기에서는 '연결된 자기'가 형성되는 것이 당연하다.

자기 비하와 선조의 지혜

재레드 다이아몬드가 정리한 폐쇄계 사회의 붕괴 요인을 뒤집어 존속 조건을 추출해보면, ① 평화로울 것 ② 환경, 특히 산림이 보존되어 있을 것 ③ 극단적인 경제 격차가 없을 것 ④ 세대를 초월한 환경정책을 시행할 것 ⑤ 인구 과잉을 방지할 것 ⑥ 기상 이변이 지속되지 않을 것 등이다. 마지막 조건인 기상 이변을 제외하고, 에도시대의 일본은 다른 모든 조건을 충족하는 생존 상황을 갖추고 있었다. 막부 말기에 일본을 방문한 서양인이 놀란 것처럼 서민은 가난하지만 행복했고, 예의범절이 잘 갖추어져 있었다.

행복했던 이유 중 하나는 그들에게 선조, 자자손손, 자연, 공동체 등이 구성하는 세계와 연결되어 있다는 (심층심리적) 감각이 있었다는 점이다. 인지능력이 저하된 사람이나 히키코모리의 불행에는 이러한 기초 감각이 없다. 연결되어 있다는 감각은 그 대상이 자기에게 신뢰할 수 있는 선한 존재라는 이해를 바탕으로 성립한다. 이 감각은 어떻게 보면 낙천적이고, '알아서 해주세요.' 상태라고도 할 수 있다. 아무 생각 없이 까르르 웃으며 노는 아이에게서 그 전형을 볼 수 있다.

그러나 연결되고 싶어하는 심리적 다이너미즘을 무조건 용인하는 것은 위험하다. 연결을 너무 중시한 나머지 연결되려는 대상에 대해 무비판적이 되고, 자신이 가진 것의 가치까지 잊기 쉬워지기 때문이다. 이는 '자기 비하' 경향으로 '연결된 자기'에서 널리 인정되는 것인데, 그 극단적인 예를 소개한다.

어윈 바엘츠(Erwin Baelz)는 메이지 9년(1876년)부터 26년 동안 동경대 의학부의 초빙교수였는데, 친일본적이고 일본의 문화를 존중하여 서양 문화를 이식하는 데 신중했다. 하지만 그는 일본 엘리트들의 태도에 놀랐다.

더욱 놀라운 것은 현대 일본인은 자기 자신의 과거에 대해서 더는 아무것도 알고 싶어하지 않는다는 사실이다. 오히려 교양 있는 사람은 그것을 부끄럽게 생각한다. "정말 야만스러웠습니다."라고 나에게 밝힌 사람이 있는가 하면, 일본 역사에 대해 질문했을 때 어떤 사람은 딱 잘라 "우리에게는 역사가 없습니다. 우리의 역사는 지금부터입니다."라고 단언했다. 그런 발언에 당황해 쓴웃음을 짓기도 했지만, 내가 진심으로 흥미를 느끼고 있다는 것을 알고는 태도를 바꾼 사람도 있다.

안타깝게도 지금의 일본에는 메이지 엘리트들의 아류와 후예가 넘쳐난다. '연결된 자기'도 '연결된 윤리의식'도 에도시대라는 완전한 폐쇄계 사회에서의 생존을 통해 완성되었다. 만약 에도시대의 일본이 완전한 폐쇄계에서 뛰어난 '적응'을 실증하고 대표하는 것이라면, '봉건적'이라는 이유로 전쟁 후 아무 가치도 없는 것처럼 내던져진 우리 선조들의 사상과 생존전략에 스며있는 지혜를 다시 배울 필요가 있다.

현재 일본사회에서 많은 사람이 당연하게 받아들이고 있는 인간관은 미국이라는 개방계 세계에서 만들어진 것으로, 개인은 프라이버시 등의 권리를 지닌 독립된 사고·판단·행위의 주체라 할 수 있다. 그러나 거기에는 '연결'이라는 관점이 결여되어 있다. 이는 현재 인간에게만 초점이 맞춰진 시각으로, 선조 본래의 것이 후대로 연결되지 않은 것이다.

에도시대의 산림환경은 자자손손으로 전해져 소중히 관리되었고, 사람의 이기적 소망도 제어해 왔다. '치매 노인'은 충효의 윤리와 조상숭배 신앙에 따라 소중하게 돌보아졌다. 당시 사람들은 '치매 노인'을 신의 자유로운 세계에 한발 다가간 사람이라 생각하고, 조상을 대하듯이 모셨다.

어쨌든 지구라는 완전한 폐쇄계 세계를 지배하는 '인간은 무한한 욕망을 추구하고, 경쟁할 수 있는 자유와 권리를 지닌다.'라는 생존전략과 윤리의식은 돌아볼 필요가 있다. 왜냐하면, 그것은 완전한 '개방계'여야 유효한 전략이기 때문이다. 그리고 그에 맞는 인간관도 재검토해야 할 것이다.

인간은 무수한 연결로 살아갈 수밖에 없다. 폐쇄계의 환경·생태계는 사람이 자의적인 권리의식을 지니는 것을 허락하지 않는다.

역자 후기

치매는 오랫동안 노망·망령으로 불리며 주위에서 손가락질 받았고, 가족들도 그 사실을 쉬쉬하며 숨기기 급급했습니다. 의학의 발전으로 지금은 노망·망령이란 부정적 카테고리에서 질환으로 개념 전환에는 성공했으나, 치매는 여전히 부정적 이미지와 사회적 편견의 틀에 갇혀 있습니다.

수명이 길어지면서 뇌의 노화는 피할 수 없는, 아니 자연스러운 현상이고 그 결과가 바로 치매입니다. 치매는 '기억 능력' 저하가 주증상이고, 야간 배회, 망상, 욕설 등 주변 사람을 힘들게 하는 것을 주변증상이라 합니다. 주변증상만 없다면 치매는 부정적 이미지에서 벗어날 수 있고, 치매 상태의 본인 그리고 그 가족들도 고통으로부터 구원받을 수 있습니다.

이 책은 치매가 자연스러운 노화 과정이고, '불안'이라는 정동만 조절해주면 본인과 가족 모두가 행복하게 지낼 수 있다는 사실을, 치매 과정에 들어선 저자가 본인의 진료 경험과 깊은 고찰을 통해 전해줍니다. 지금도 부정적 이미지에 갇혀 힘들어하는 치매 상태의 사람들과 그 가족에게 이 책은 큰 위로가 될뿐더러, 앞으로 어떻게 해야 할지를 제시해줄 것입니다. 또한, '우리는 정도의 차이만 있을 뿐 모두 치매다.'라는 저자의 말처럼, 우리 사회가 치매를 차별 없이 안아 줄 수 있기를 기원합니다.

지금까지 여러 의학 서적을 번역하면서, 어떻게 하면 지식을 더 잘 전달할 수 있을까 고민하며 달려왔습니다. 하지만 이 책을 번역하면서 지식 그 이상의 것을 전달하고 싶은 욕심이 생겨서 철학의 담장을 기웃거리게 되었습니다. 문헌 검색과 사색을 통해 될 수 있는 대로 원문의 표현을 살려, 저자의 치매에 대한 깊은 이해를 그대로 독자에게 전달하려 노력했습니다. 철학적 고찰이 녹아 있어 이해하기 어려울 수 있지만, 천천히 음미하다 보면 저자에게 공감할 수 있을 것입니다.

학생 시절 지도교수이신 조용균 교수님, 바쁜 병원 생활 중 물심양면으로 지원해주신 조비룡 과장님께 감사드립니다. 끝으로, 항상 저를 지지하고 응원하는 아내와 가족에게 이 자리를 빌려 고맙다는 말 전하고 싶습니다.

2013년 12월 4일
안상현

치매 노인은 무엇을 보고 있는가

초판 1쇄 발행 2013년 12월 25일
초판 5쇄 발행 2022년 12월 25일

지은이 오이 겐
옮긴이 안상현
디자인 이기준

펴낸이 윤지환
펴낸곳 윤출판
등록 2013. 2. 26. 번호 제2013-000023호
주소 경기도 성남시 분당구 불곡남로 21번길 3 1층
전화 070-7722-4341 **팩스** 0303-3440-4341
전자우편 yoonpub@naver.com

ISBN 979-11-950883-2-4   03510

* 파본은 구입하신 서점에서 바꾸어 드립니다.
* 값은 표지에 있습니다.

이 도서의 국립중앙도서관 출판시도서목록(CIP)은 e-CIP 홈페이지(http://www.nl.go.kr/ecip)와 국가자료 공동목록시스템(http://www.nl.go.kr/kolisnet)에서 이용하실 수 있습니다.
(CIP 제어번호:CIP2013026652)